ぐっすり眠れる体に
生まれ変わる

ゴロ寝リセット！

Gorone Reset!

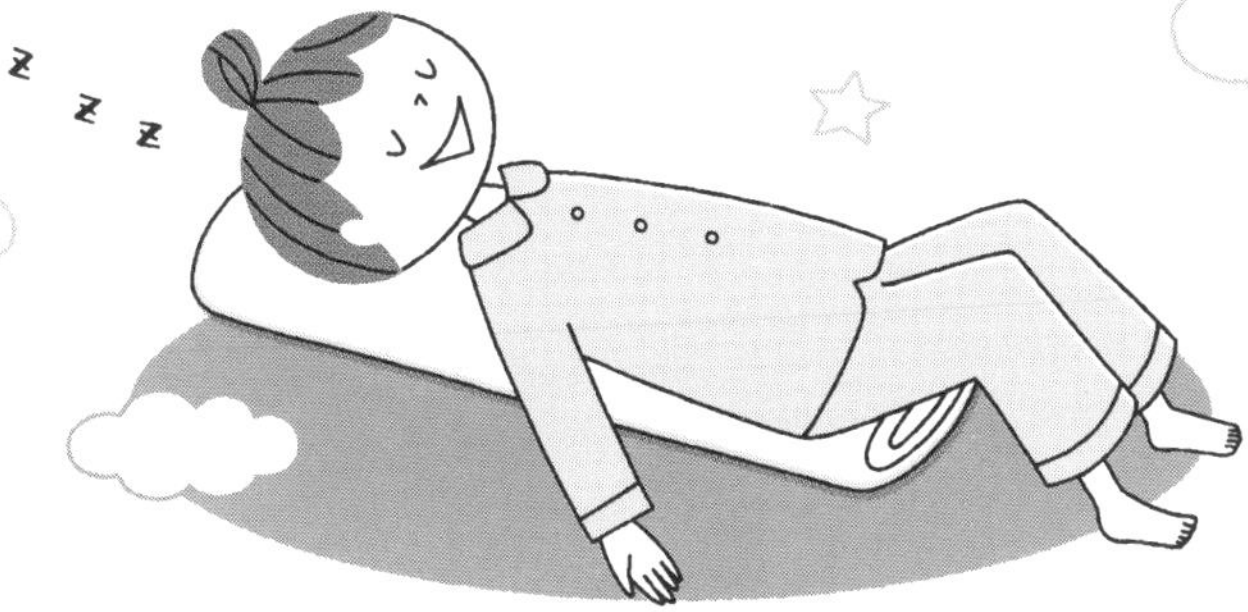

矢間あや《Yazama Aya》

イラスト Igloo*dining*

はじめに

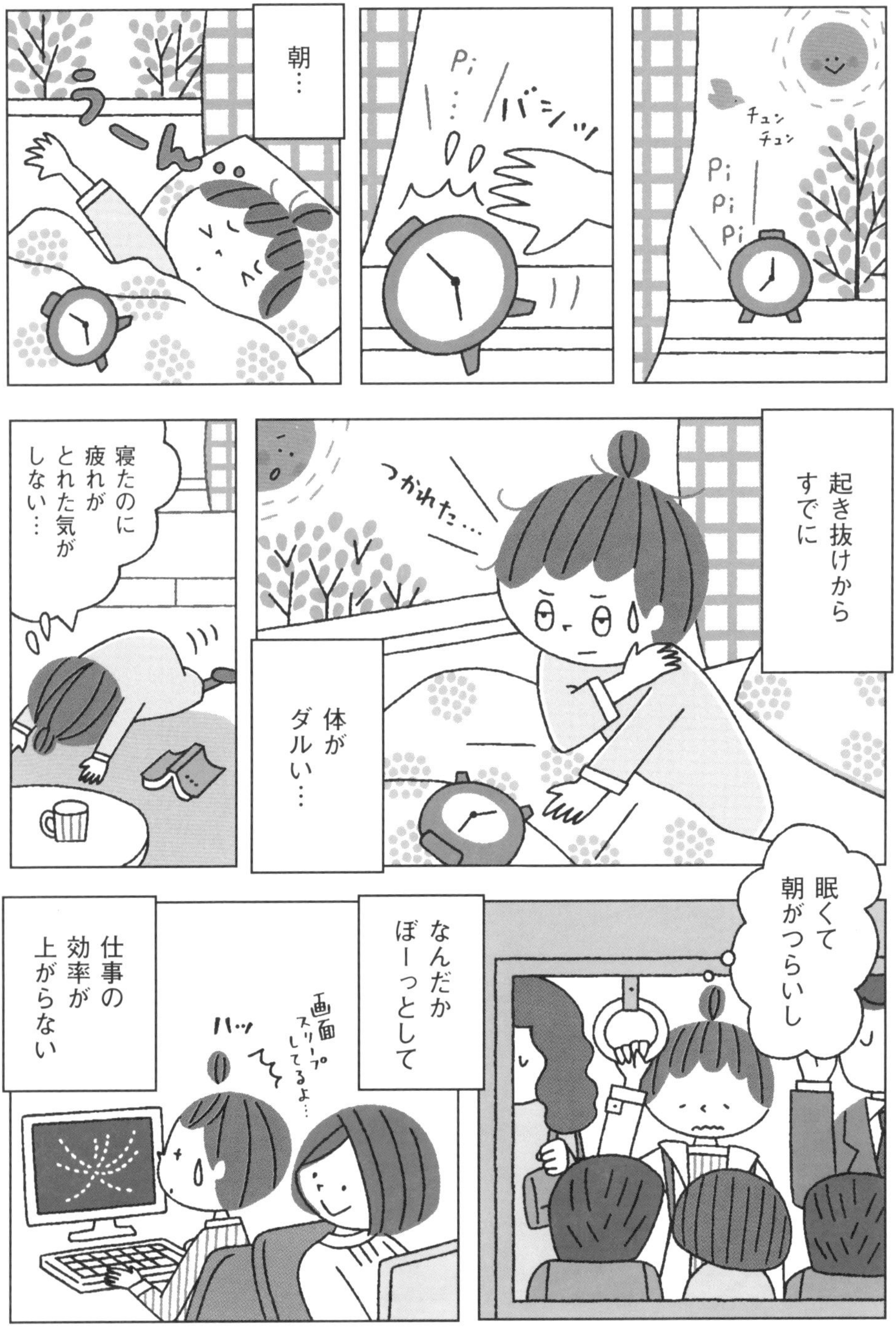
チュン
チュン
Pi
Pi
Pi
Pi…
バシッ
朝…
うーん…
起き抜けから
すでに
つかれた…
体が
ダルい…
寝たのに
疲れが
とれた気が
しない…
眠くて
朝がつらいし
なんだか
ぼーっとして
ハッ
画面
スリープ
してるよ…
仕事の
効率が
上がらない

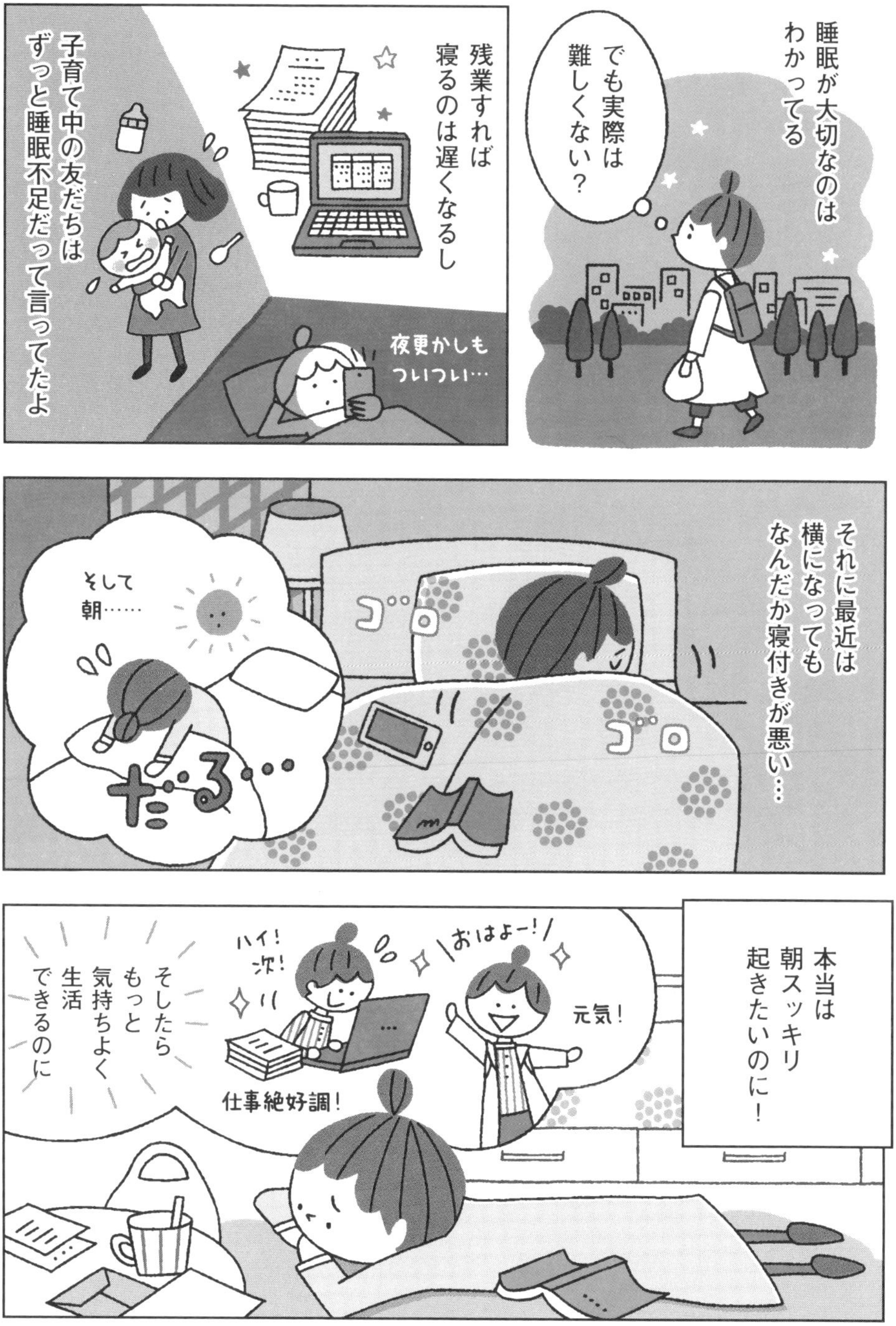
睡眠が大切なのは
わかってる
でも実際は難しくない？
残業すれば
寝るのは遅くなるし
子育て中の友だちは
ずっと睡眠不足だって言ってたよ
夜更かしもついつい…
それに最近は
横になっても
なんだか寝付きが悪い…
ゴロ
ゴロ
そして朝……
だる…
本当は
朝スッキリ
起きたいのに！
そしたら
もっと
気持ちよく
生活
できるのに
ハイ！次！
おはよー！
元気！
仕事絶好調！

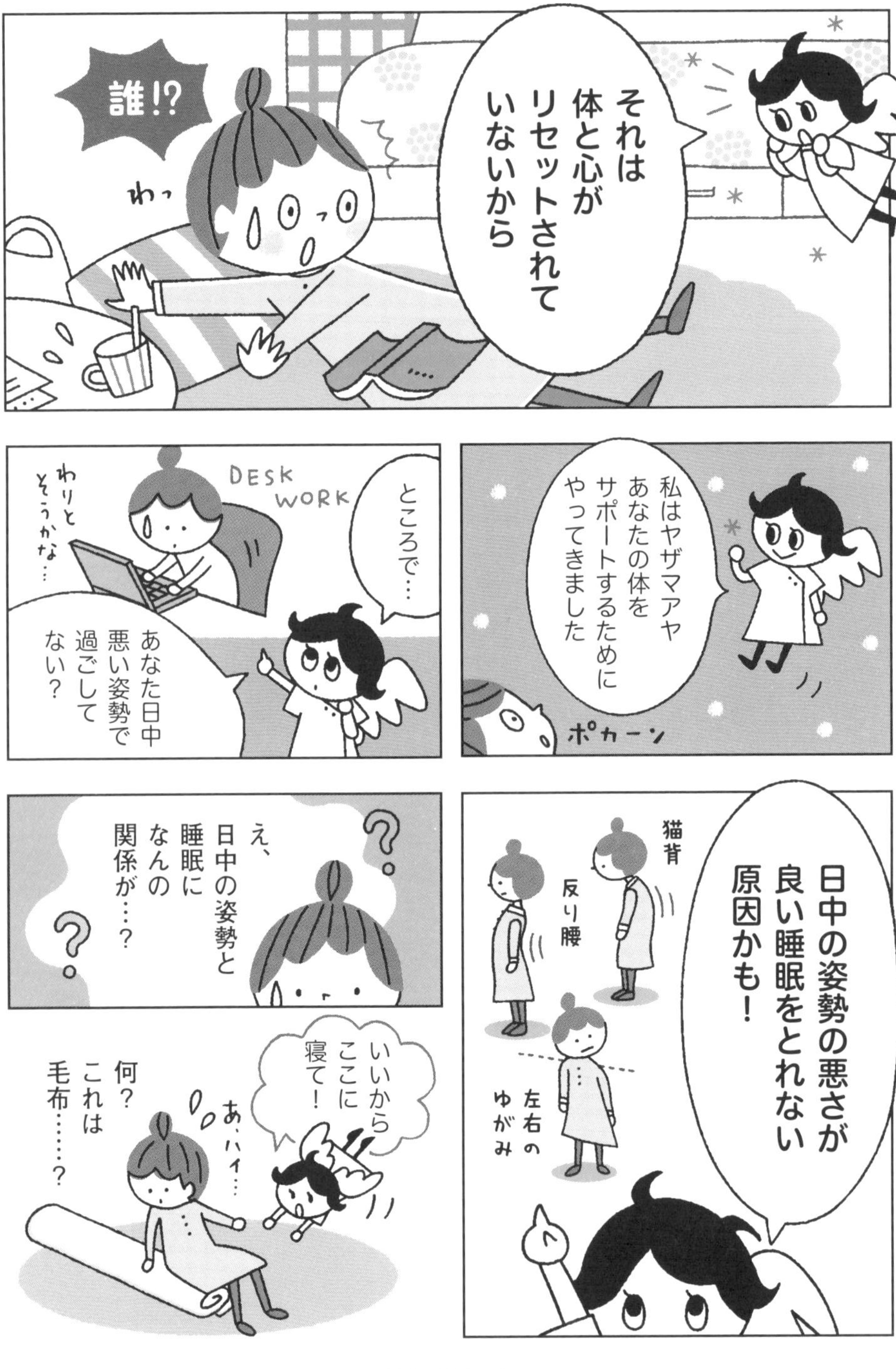
それは体と心がリセットされていないから
誰!?
わっ
私はヤザマアヤ あなたの体をサポートするために やってきました
ポカーン
ところで…
あなた日中悪い姿勢で過ごしてない?
DESK WORK
わりとそうかな…
日中の姿勢の悪さが良い睡眠をとれない原因かも!
猫背
反り腰
左右のゆがみ
え、日中の姿勢と睡眠になんの関係が…?
いいからここに寝て!
あ、ハイ…
何? これは毛布……?

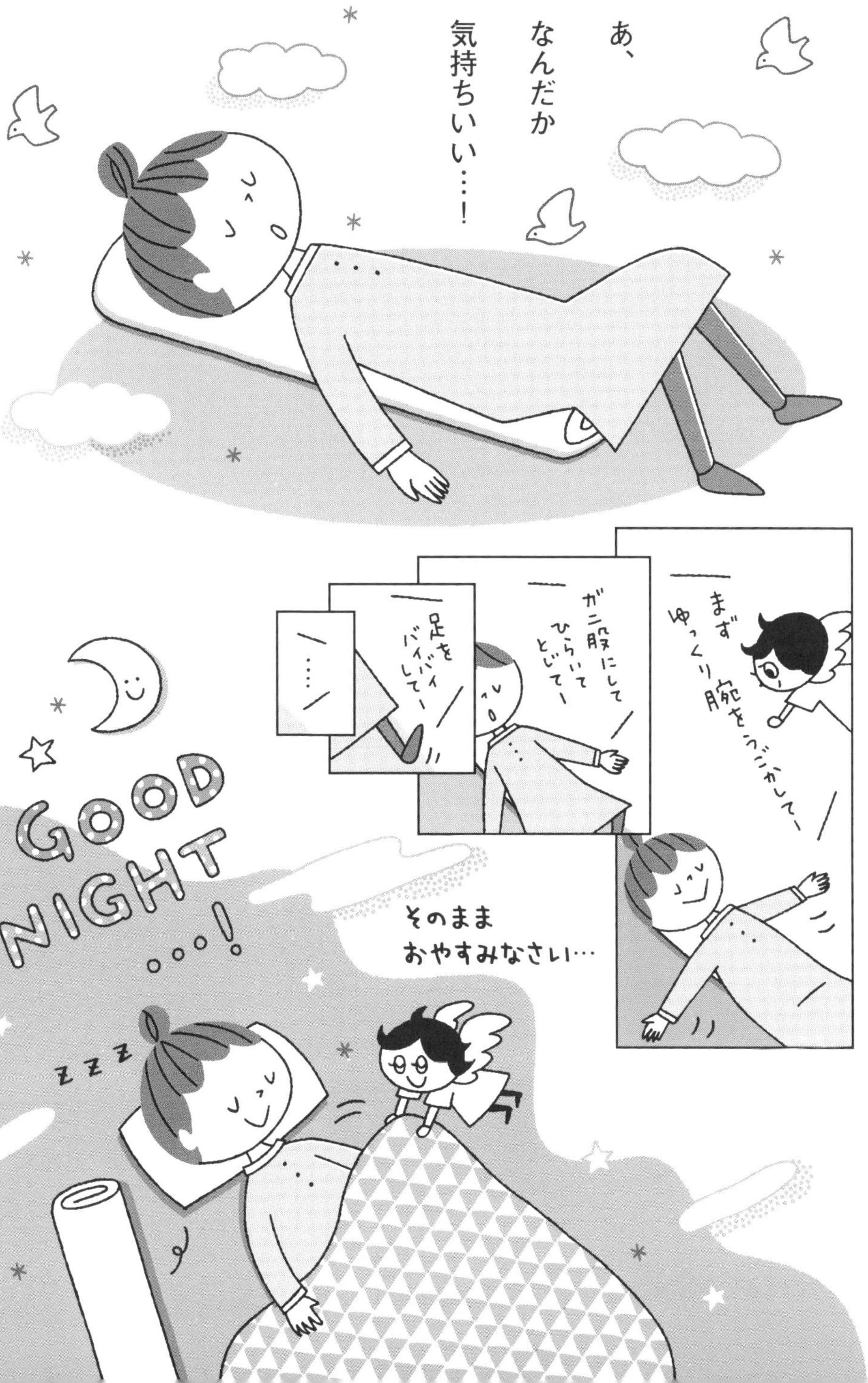
あ、
なんだか
気持ちいい…！
ーまず
ゆっくり腕をうごかしてー
ーガニ股にして
ひらいて
とじてー
ー足を
バイバイ
してー
ー…ー
そのまま
おやすみなさい…
GOOD NIGHT…！
ZZZ

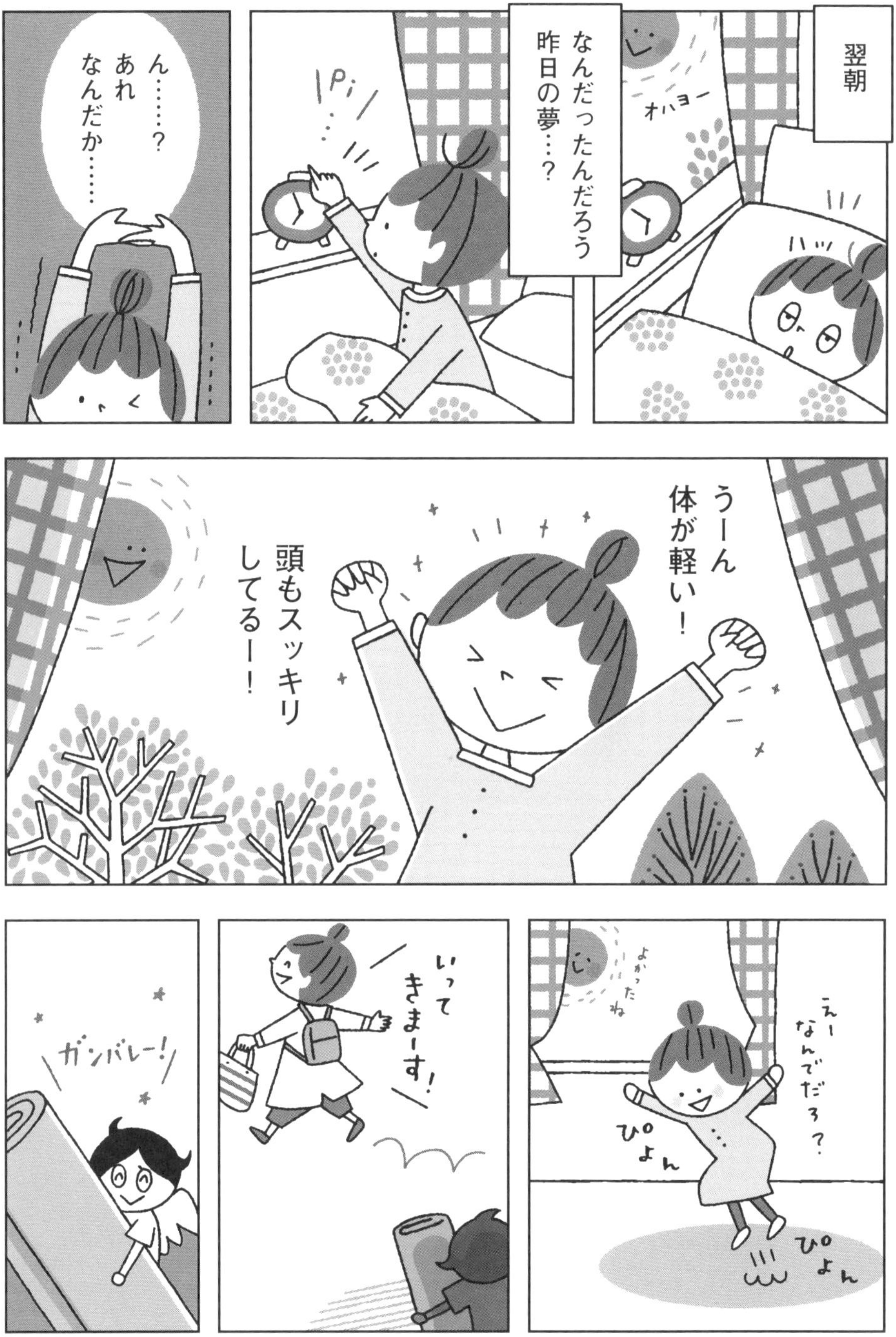
翌朝
オハヨー
ハッ
なんだったんだろう
昨日の夢…？
Pi
ん……？
あれ
なんだか……
うーん
体が軽い！
頭もスッキリしてるー！
よかったね
えー
なんでだろ？
ぴょん
ぴょん
いってきまーす！
ガンバレー！

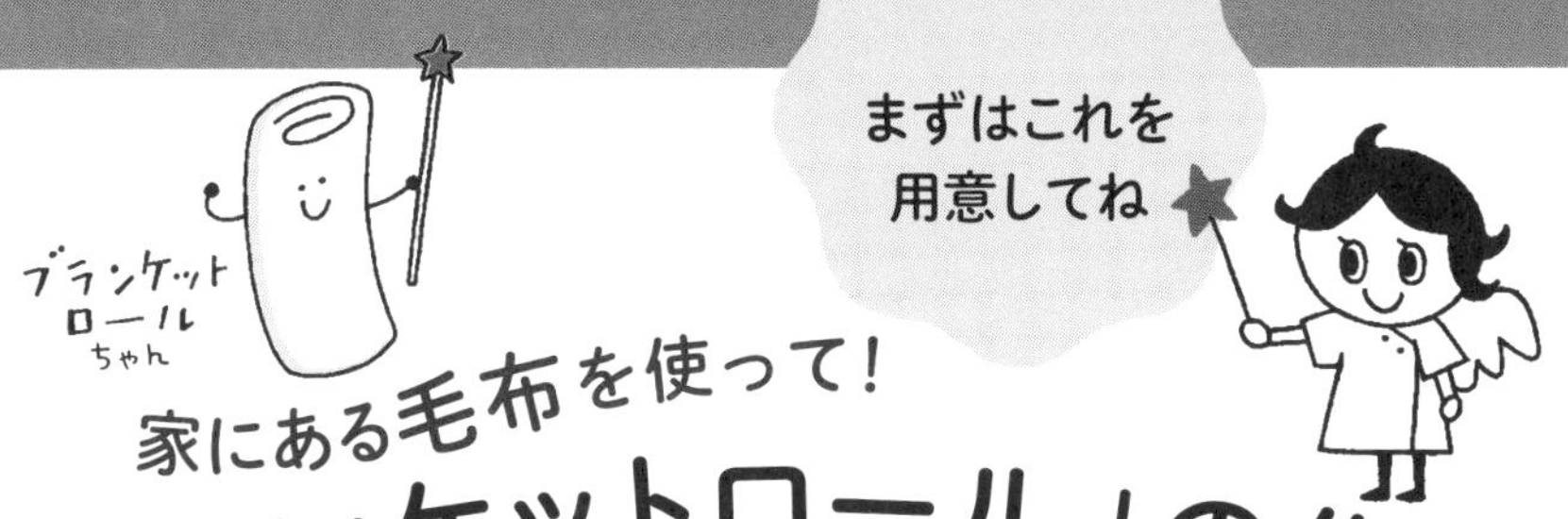
ブランケットロールちゃん
まずはこれを用意してね

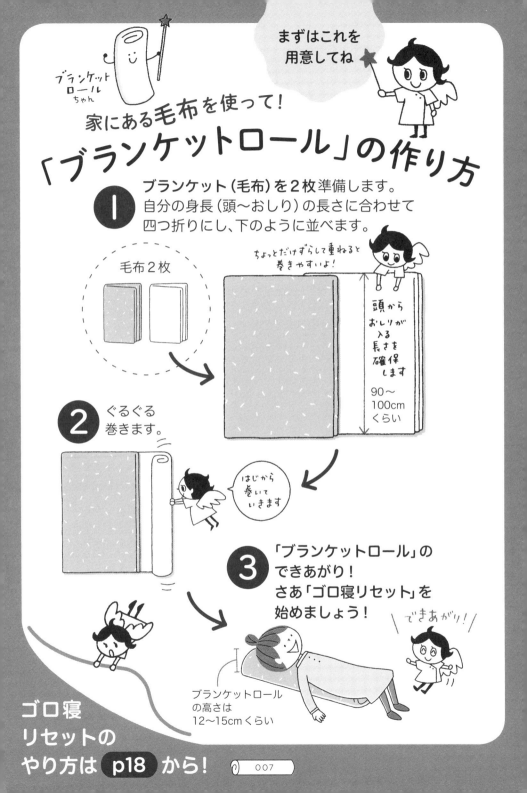

家にある毛布を使って!

「ブランケットロール」の作り方

1 **ブランケット(毛布)を2枚**準備します。
自分の身長(頭〜おしり)の長さに合わせて四つ折りにし、下のように並べます。

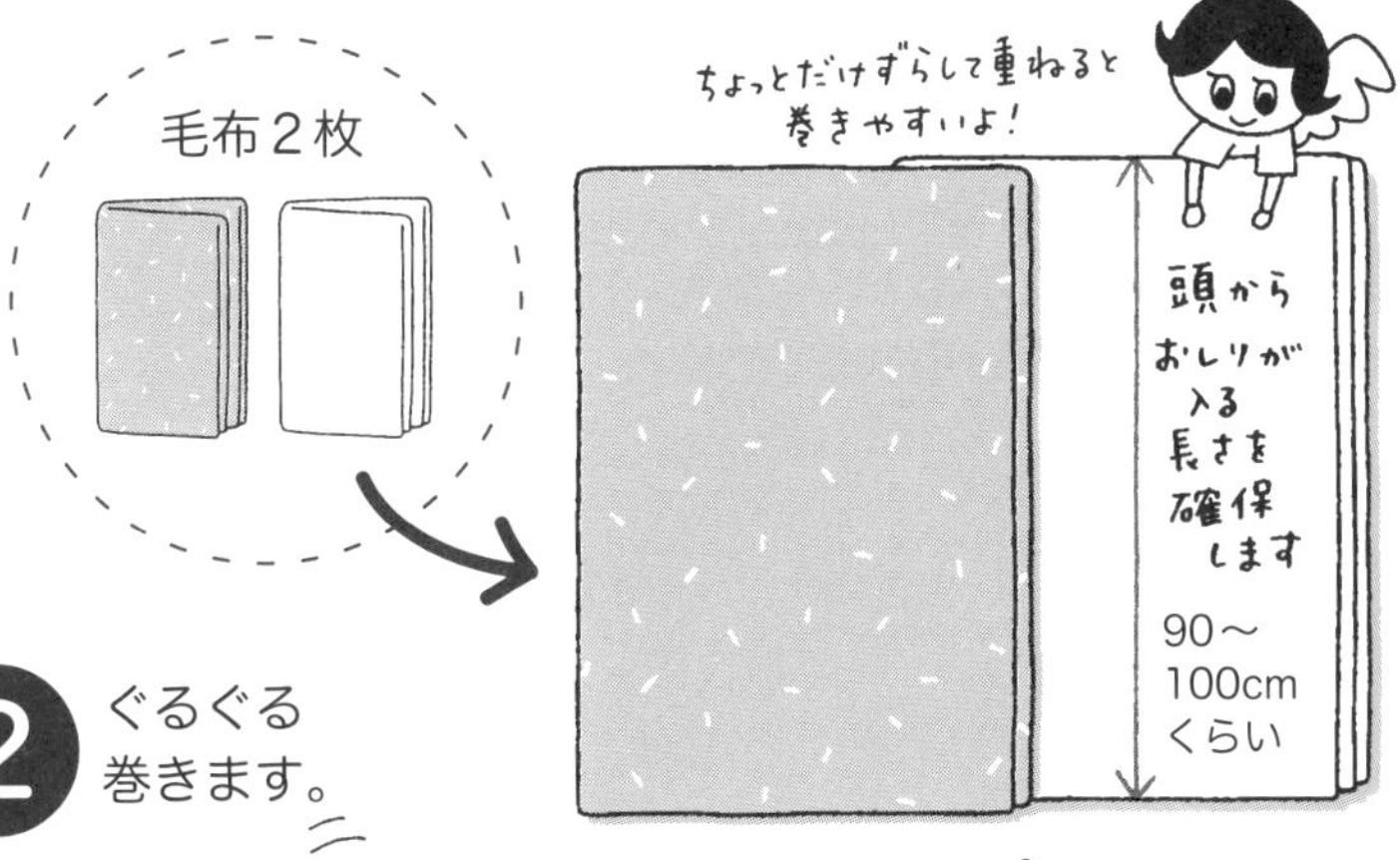
毛布2枚
ちょっとだけずらして重ねると巻きやすいよ!
頭からおしりが入る長さを確保します
90〜100cmくらい

2 ぐるぐる巻きます。

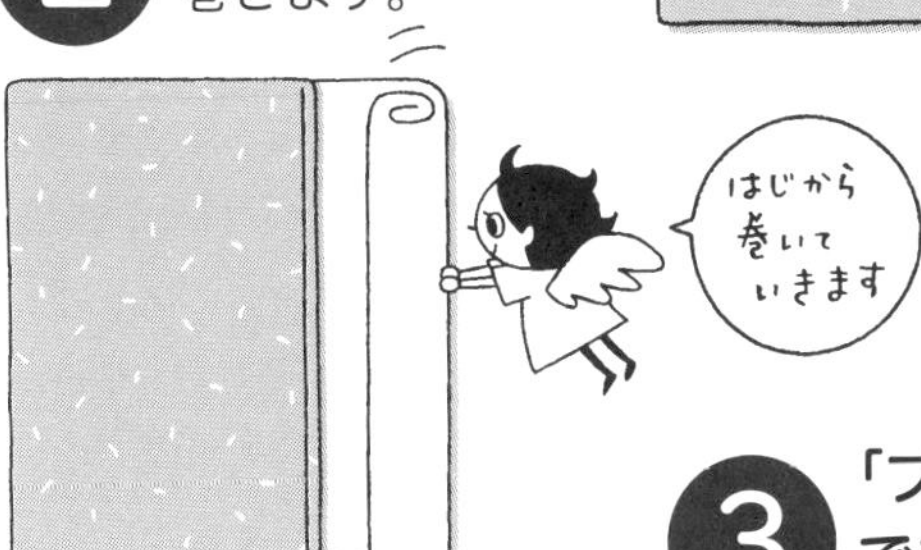
はじから巻いていきます

3 **「ブランケットロール」のできあがり!**
さあ「ゴロ寝リセット」を始めましょう!

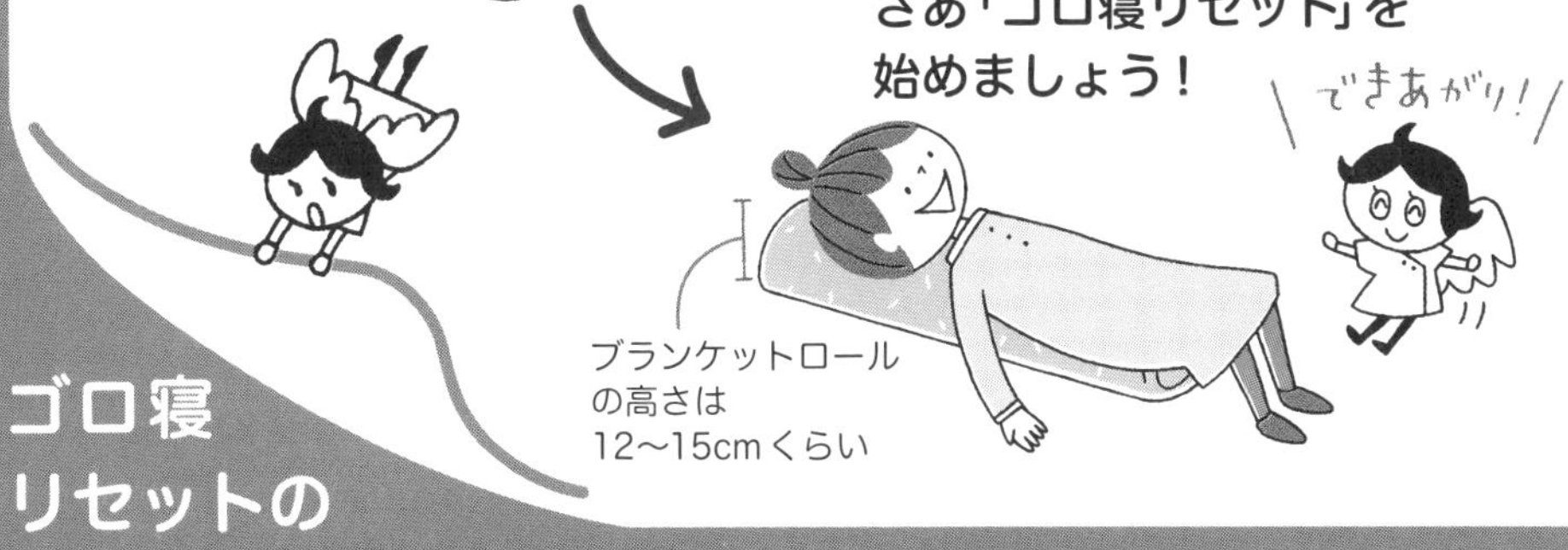
できあがり!
ブランケットロールの高さは12〜15cmくらい

ゴロ寝リセットのやり方は p18 から!

ぐっすり眠れる体に生まれ変わる ゴロ寝リセット! もくじ

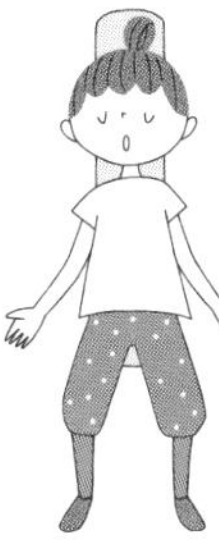

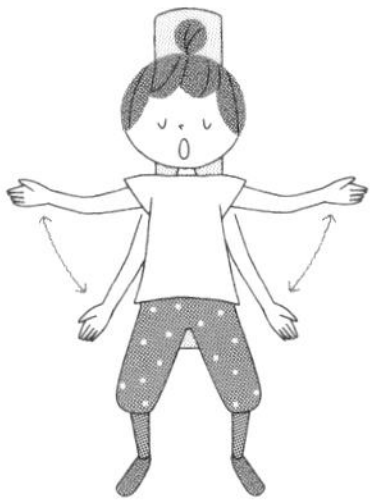

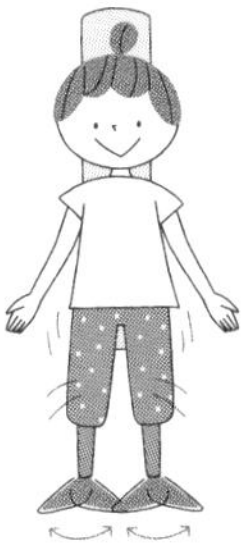

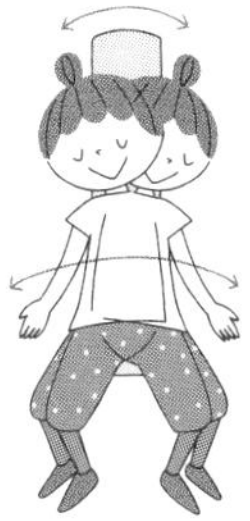

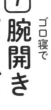

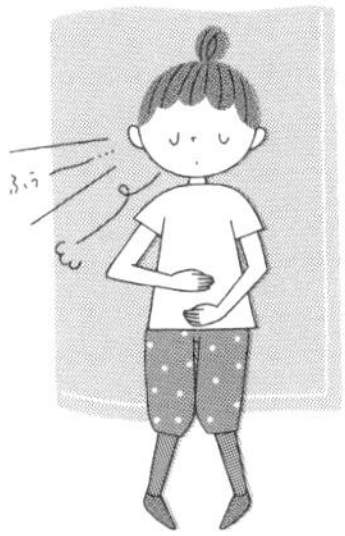

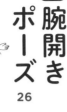

3章 どうしてぐっすり眠れる体になるの？

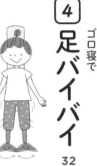

Q ブランケットロールの
代わりに
ストレッチ用のポール
でもいいの？

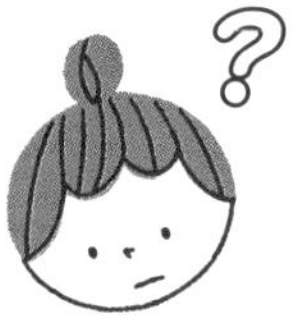

A ゴロ寝リセットでは、
ストレッチ用のポールを
おすすめしていません。

安定感が悪くて
体に力が入ってしまうからです。
ポールがカタく、はじめたばかりだと
「痛い」と感じる方も多いため、
体に合わせて適度に沈み込む
ブランケットロールを
おすすめしています。

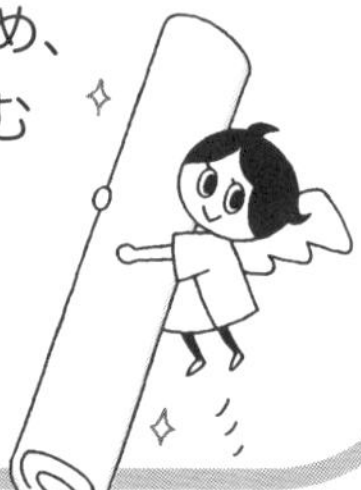

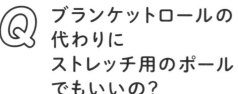

● 注 意 ●

妊婦の方、脊椎に疾患をお持ちの方、脊椎の手術を受けている方、
痛みや腫れがある時、内科系疾患がある場合は、
事前に医師の指示を受けることをおすすめします。
ご自身の判断のみでの実践は控えてください。

1章
ゴロ寝リセット!を
やってみよう

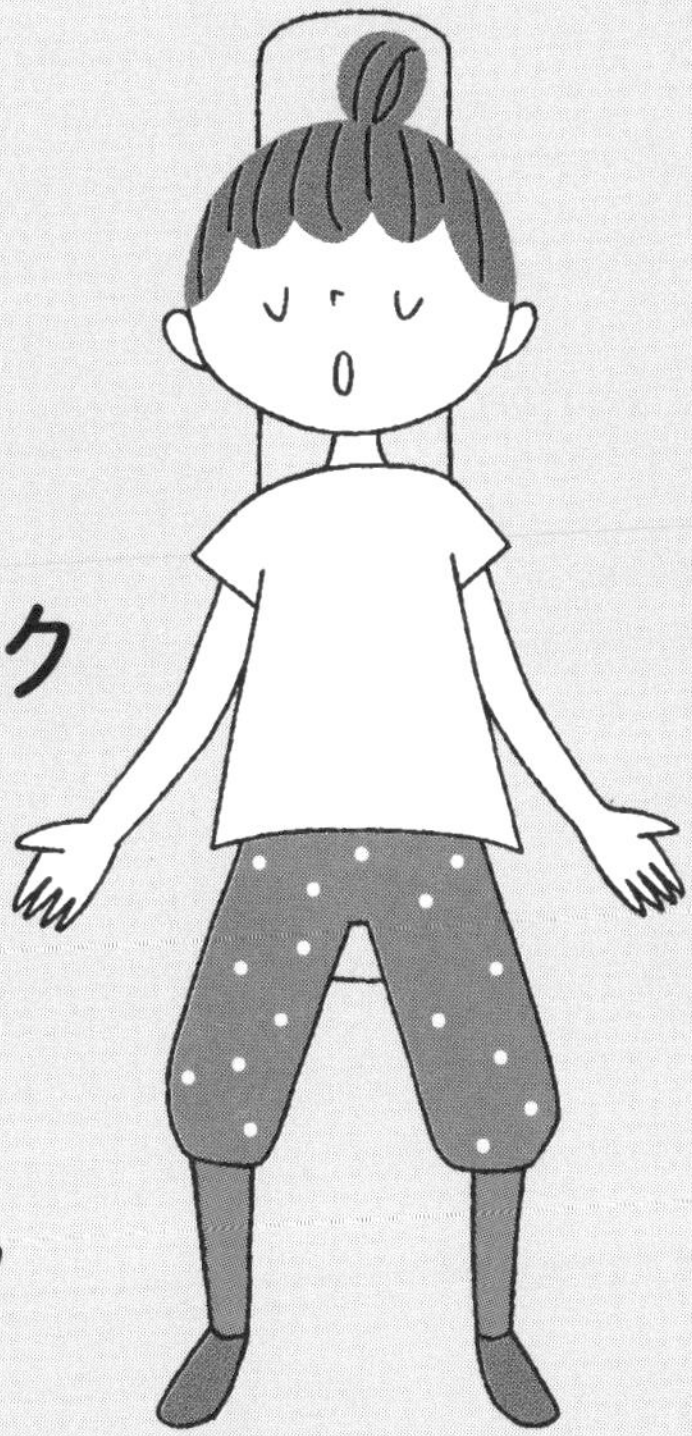

ゴロ寝のススメ

✓ Beforeチェック

ゴロ寝リセットのやり方

基本ポーズ 0

✓ Afterチェック

ゴロ寝リセットのやり方

バリエーションポーズ 1-5

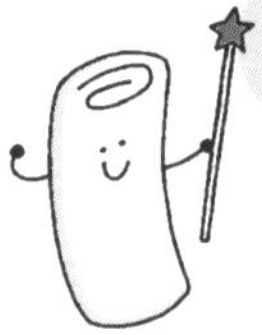

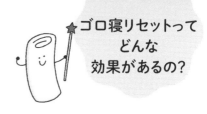

ゴロ寝のススメ

世界一シンプルな「睡眠の質を高めるメソッド」

いくら寝ても疲れがとれない。
朝起きるとダルい。体が重くてやる気が出ない。
寝付きが悪くて、眠りも浅い。
寝てるはずなのに、日中眠気に襲われる。
いつも体調が冴えない……。

これらは、私のもとを訪れた方たちがよく口にする悩みです。これらはすべて睡眠に関連するもので、睡眠について悩んでいる方の多さをひしひしと実感します。

年齢や体質に合わせて十分な睡眠時間を確保することはとても大切なことです。しかし、睡眠時間を確保しようにも、仕事や家事・育児の時間を優先すると、どうしても睡眠時間を削らざるを得なくなるという人は多いことと思います。睡眠の〝長さ〟も非常に大事ですが、**睡眠の〝質〟に注目してみてはいかがでしょうか。**

実際に、睡眠の質が悪いと、いくら長時間寝ても疲れはとれません。睡眠の質が上がると健康はもちろん、心が安定してやる気もアップします。パフォーマンスが上がり、人生がどんどん上手くいく……まさに良いことずくめです！

世の中にはたくさんの快眠メソッドがありますが、本書が従来の睡眠本と決定的に違う点がひとつあります。それは現代人に増えている**「眠れない体」を「眠れる体」に変化させていく**、というアプローチをとっているところです。

ぐっすり眠れる体を作るためには継続と習慣化が必須です。ですが、手間がかかる方法はいずれやらなくなってしまいます。その点「ゴロ寝リセット」は心配いりません。なぜなら**「ゴロ寝リセット」は睡眠の質を上げるための世界一シンプルなメソッド**だからです。毎日がんばっているすべての人を、あっという間に**「最高の眠り」**に誘うことをお約束します。

元は腰痛対策だった「ゴロ寝リセット」

私が「ゴロ寝リセット」を考案したのは、今から7年ほど前。理学療法士として担当

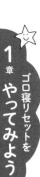

していた患者さんの腰痛改善・姿勢改善のために、患者さんが自宅で取り組める宿題として出していたメソッドのうちのひとつでした。

理学療法士とは、ケガや病気などで身体機能に障害や機能低下が生じた患者さんに対して、立つ・座る・歩くといった日常生活で必要な基本動作ができるようにリハビリをサポートする、姿勢と動作の専門家です。

私が理学療法士になり、常に考えていたのは、患者さん自らが**自分で自分の体を改善できる方法**を身につけてもらいたいということでした。

二度とケガや痛みに悩まされなくなるように、日常生活をスムーズで健康的に送れるように、自分で解決できる方法についてさまざまな形のアドバイスを行なっていました。こ

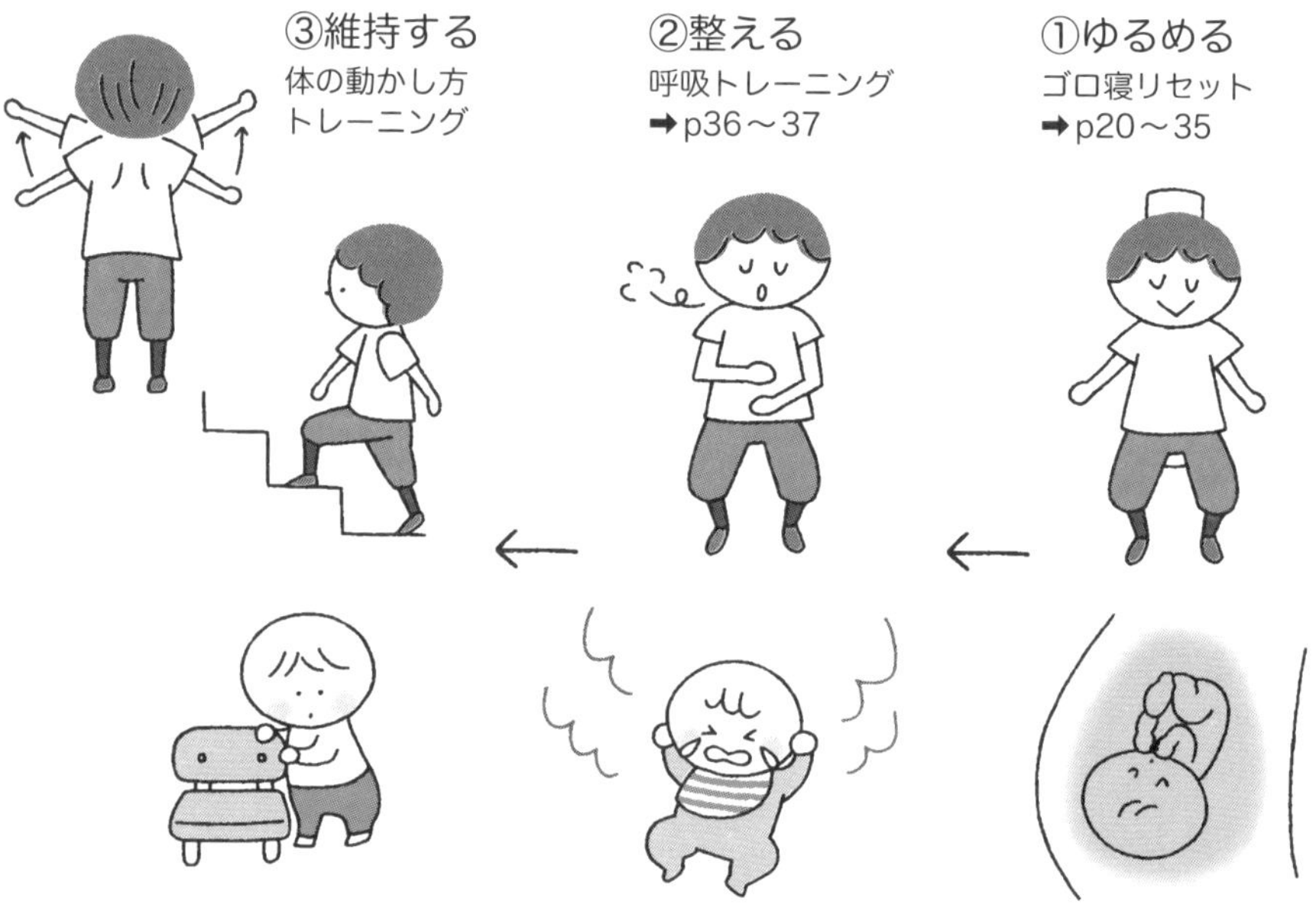

①ゆるめる
ゴロ寝リセット
➡p20～35
②整える
呼吸トレーニング
➡p36～37
③維持する
体の動かし方
トレーニング

れが発育発達の原理に基づいて体を改善する考え方を取り入れた3つのメソッド「睡眠bodyメソッド」の①「ゆるめる」②「整える」③「維持する」に発展していきます。「ゴロ寝リセット」はこのメソッドの①「ゆるめる」の部分です。

本書のタイトルや漫画からもわかる通り、「ゴロ寝リセット」最大の魅力はぐっすり眠れるようになることですが、考案当初は睡眠のためではなく、実は腰痛や姿勢改善が目的のエクササイズだったのです。

「薬に頼らなくても眠れるようになった！」

お話ししたように、「ゴロ寝リセット」は腰痛や姿勢改善のためのメソッドでしたが、これでぐっすり眠れるようになると気づかせてくれたのは、88歳の女性の患者さんでした。

その方は慢性的な腰痛に加え、睡眠導入剤を飲まないと眠れないほど不眠に悩んでいたのですが、「ゴロ寝リセット」と、次のステップである②「整える」のトレーニング（p36呼吸トレーニング）を家で行なってもらったところ、腰痛が緩和されただけでなく、「あや先生、**そういえば私、睡眠導入剤いらなくなったのよ**」と嬉しい報告をいただきました。

そのうち、他の患者さんからも「寝付きが良くなった！」「いくら寝てもダルかったのにスッキリする！」など、睡眠にまつわる嬉しい声をいただくようになりました。

質の良い睡眠が得られると、熟睡感がまして、たまった疲労感も解消します。また、日中のパフォーマンスが上がることで心が安定し、やる気もアップします。

前述した88歳の女性の患者さんは「最近お出掛けが楽しくなったの」ともおっしゃっていました。理学療法士として働いていて、これほど嬉しい声はありませんでした。

あなたの眠りの悩みを解決し、「最高の眠り」を自分のものにしていただきたい。そして自分の人生を楽しんでほしいと思い、この本を書くに至りました。

3ステップの1ステップ目は「ゆるめる」

本来、私の睡眠ｂｏｄｙメソッドは、発育発達の理論を取り入れ、①「ゆるめる」→②「整える」→③「維持する」、と3ステップで構成されています。今回メインでご紹介するのはその1ステップ目の「ゆるめる」の部分です。

なぜなら、体をゆるめて筋肉や骨を正しい位置に戻すことができない＝「カタくてゆるまない体」こそ、疲れや慢性的な肩コリ・腰痛、睡眠の質の低下といったあらゆる不調の原因だからです。そこを解決しないことには、どんな施術も意味をなしません。

しかし、**筋肉は縮むことは得意ですが、ゆるむのは不得意。**加えて、日本人は「休み下手」の人が多く、体は常に緊張状態にあるため「力を抜く」という感覚をわからない人が少なくありません。

そこで、「ゴロ寝リセット」により、力を抜き、まずは体をゆるめて、体本来の状態に戻してあげます。

体をゆるめることのメリットは、ぐっすり眠れるようになるだけではありません。

もちろん、姿勢がよくなり、痛みや不調の改善になります。体が本来のあり方を取り戻すと、考え方や物事の捉え方も前向きに変化していきます。また、リラックスして余裕ができるので、表情をはじめとした第一印象も変わっていきます。

つまり「ゴロ寝リセット」は、人生をも変える存在ということ！

実際に、これまでの自分なら尻込みしていたようなことに挑戦してみたくなったり、気持ちに余裕ができて周囲への気配りができるようになることでより質の高い仕事ができるようになるなど、人生が上向きになった人たちをたくさん見てきました。

痛みや疲れがあると、やりたいこともできず挑戦もできません。「100点満点中20点を目指す」まずはそんな心持ちでトライしてみてください。

「ゴロ寝リセット」でぐっすり眠れる体に生まれ変わって、誰もが笑顔でハッピーな人生を送る。そのためのお手伝いができたら、これほど嬉しいことはありません。

Let's
ゴロ寝リセット！
でもその前に

☑ Beforeチェック

●どこがカタイか、
●引っ掛かりを感じるか、
チェックしよう
(無理して伸ばさないように！)

毎回やらなくてもOK。
初回だけでもチェックしてみて、
ゴロ寝リセット後の
効果を実感してみましょう。

全身

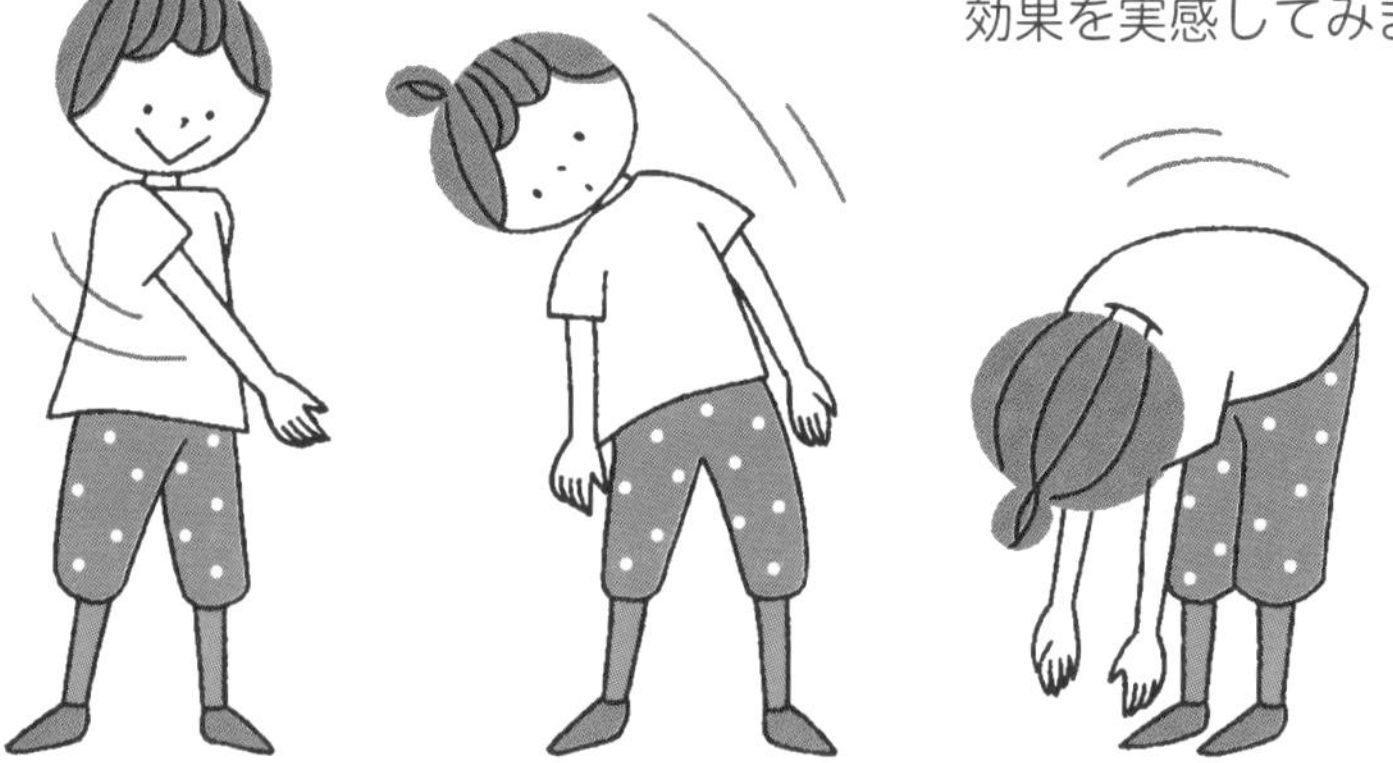

□ ①前屈
□ ②側屈(左右)
□ ③ねじる(左右)

首

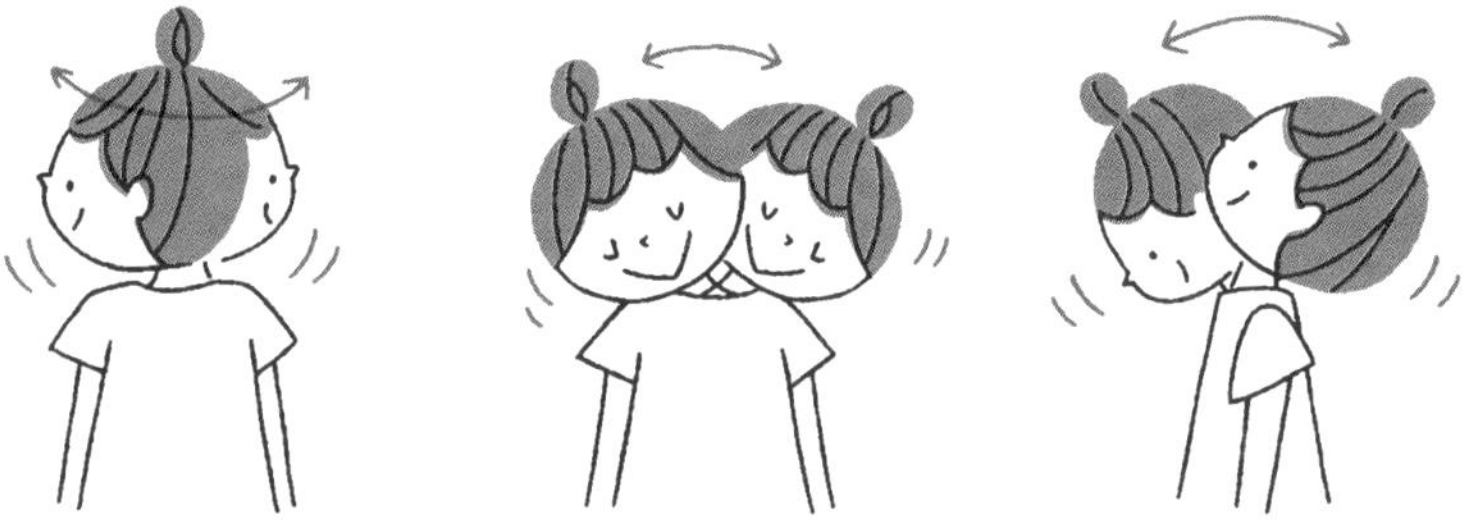

□ ①首の前後
□ ②首の左右
□ ③首ねじり左右

腕

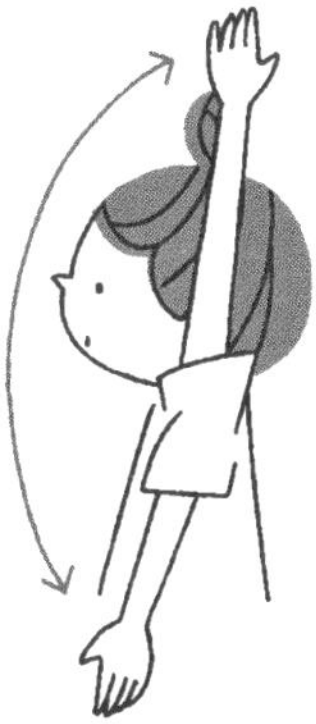

□ ①腕を前から
上げ下ろし

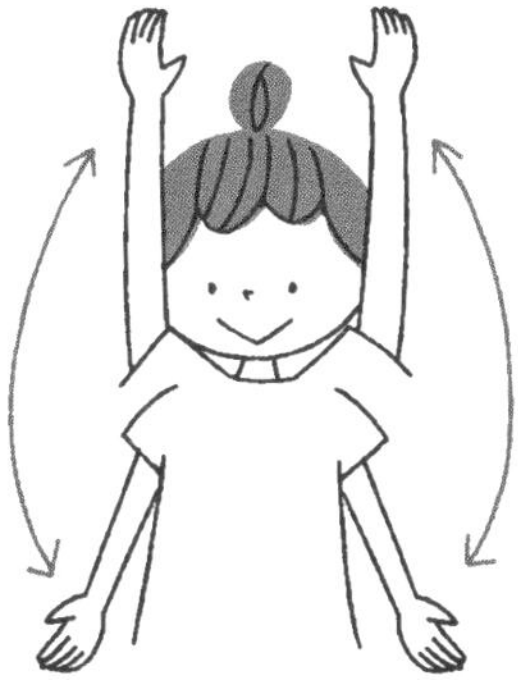

□ ②腕を左右に開いて
上げ下ろし

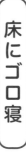

床にゴロ寝

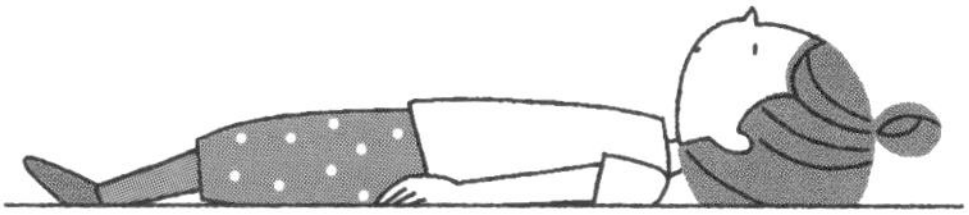

□ どこが痛い？ 違和感がある？

片足バランス

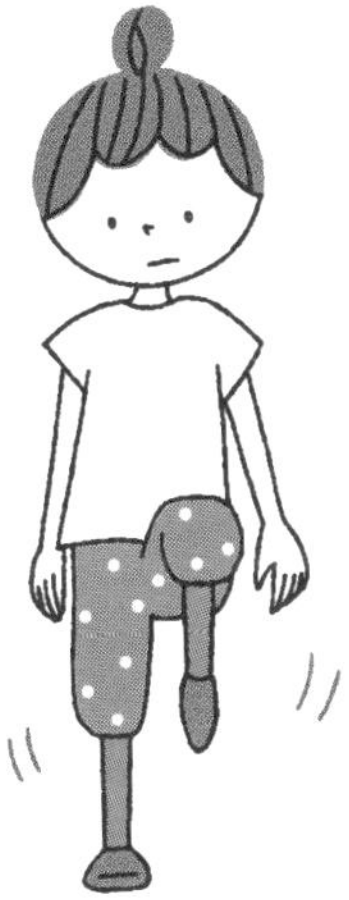

□ どのくらい
ぐらつくか
安定感をチェック

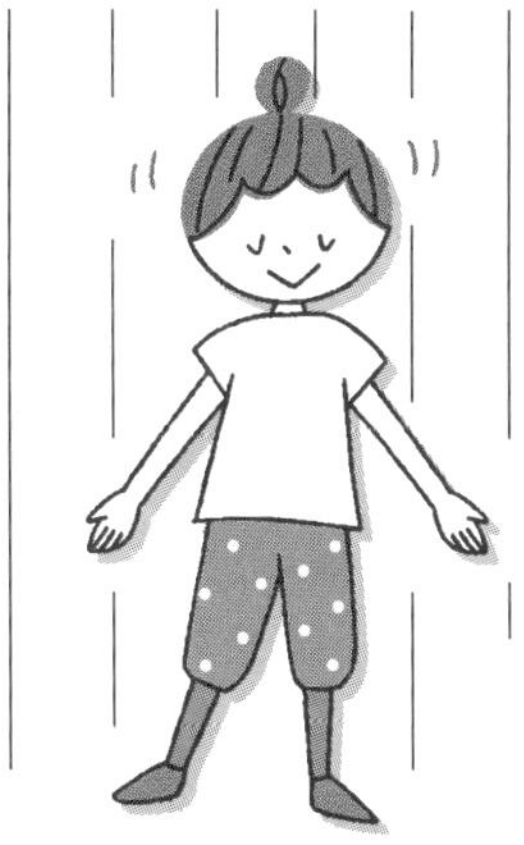

□ 全身をチェック！
「眠る準備OK」の体に
なっているかな？

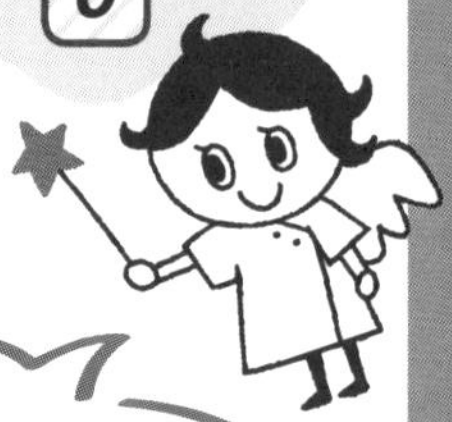

BASIC 0 基本ポーズ

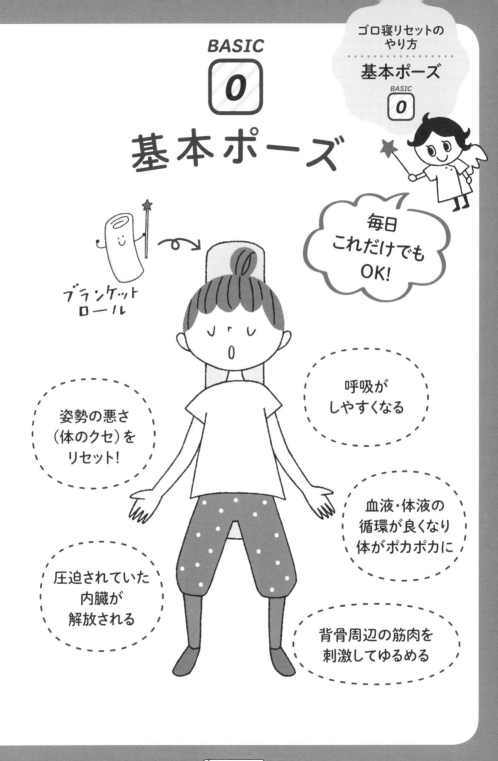

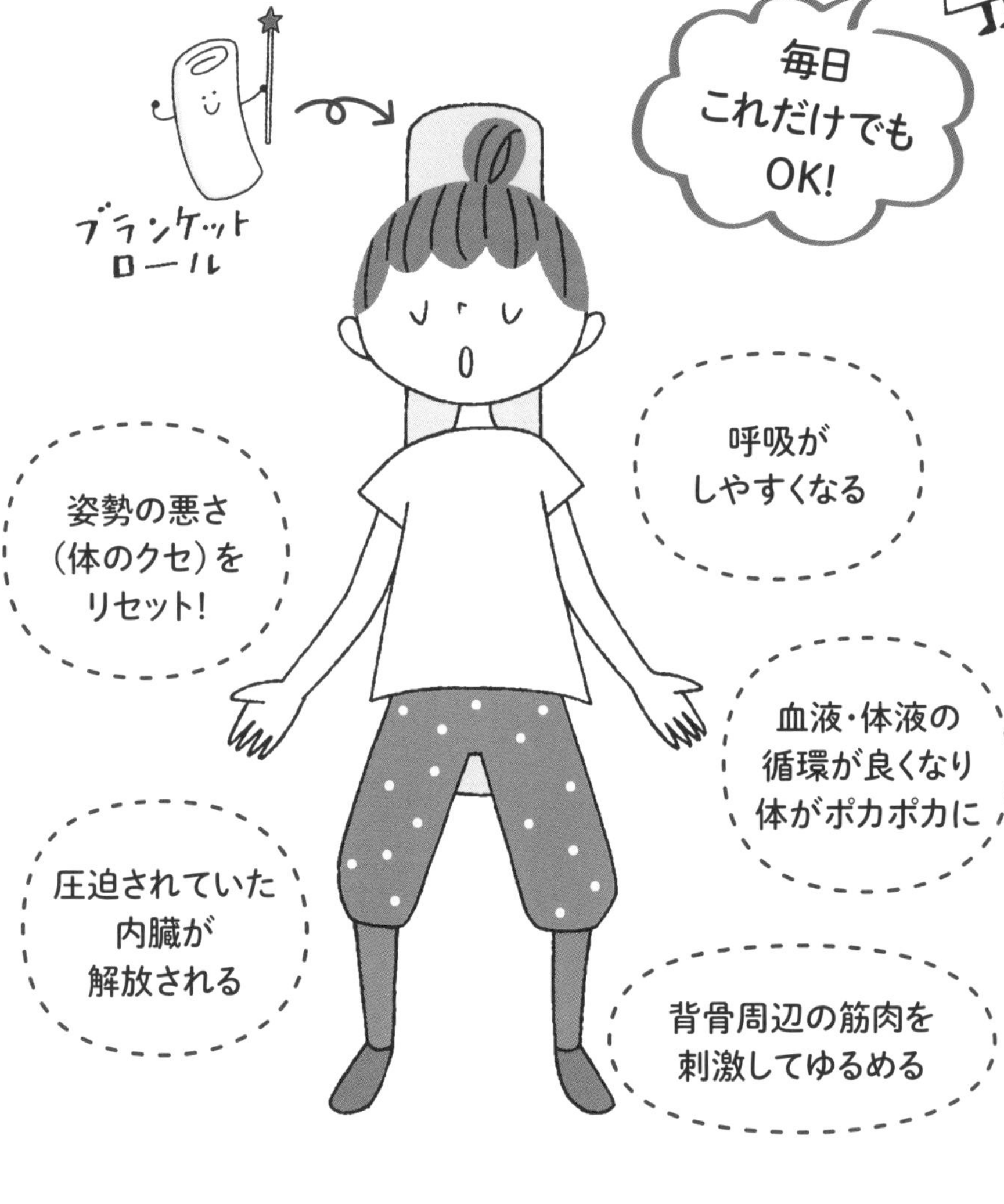
毎日
これだけでも
OK!
ブランケット
ロール
姿勢の悪さ
(体のクセ)を
リセット!
呼吸が
しやすくなる
血液・体液の
循環が良くなり
体がポカポカに
圧迫されていた
内臓が
解放される
背骨周辺の筋肉を
刺激してゆるめる

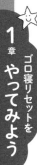

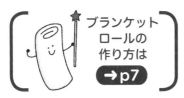

① ブランケットロールを用意します。

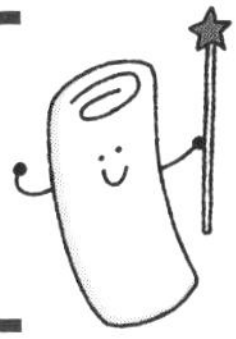

ブランケットロールの作り方は →p7

頭〜おしりが入る長さ
高さ
12〜15cm
くらい

② ブランケットロールの端に腰掛けます。

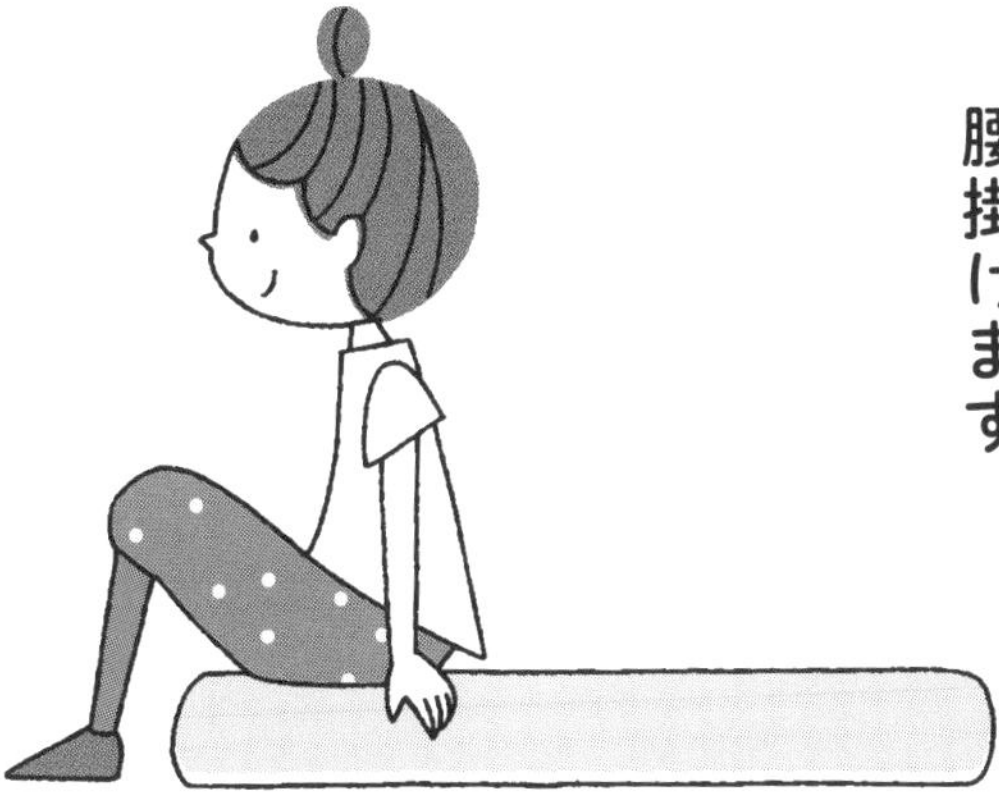

③ 寝そべります。

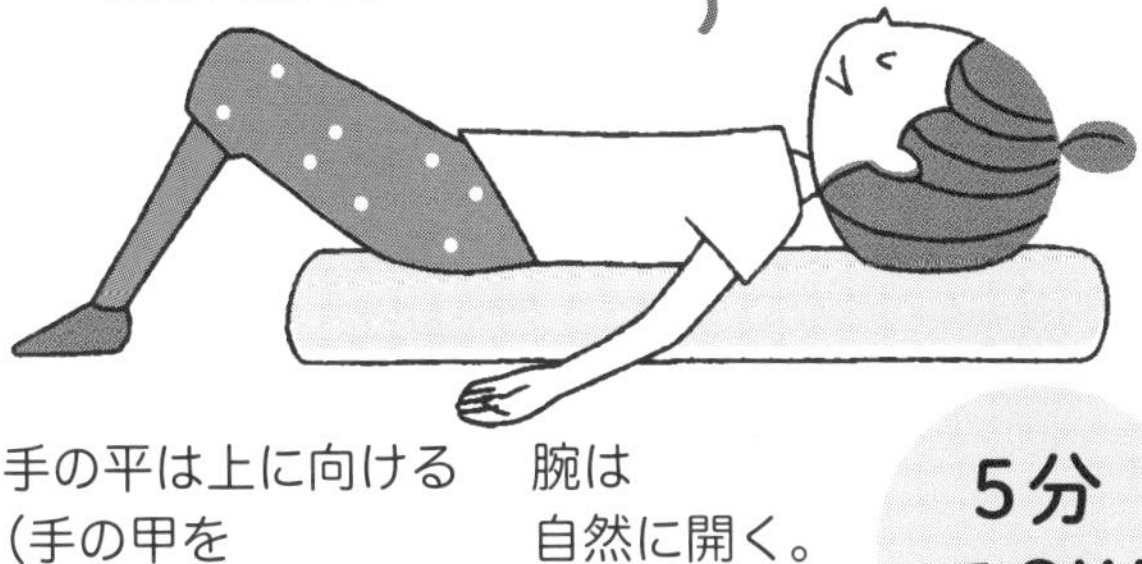
やるのはこれだけ

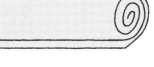

膝は軽く立てる。楽な角度で。

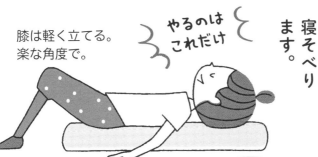

手の平は上に向ける（手の甲を床につける）。

腕は自然に開く。

5分でOK!

気持ちいいと感じるだけやりましょう。目安は1〜15分。

④ ロールから下りる時

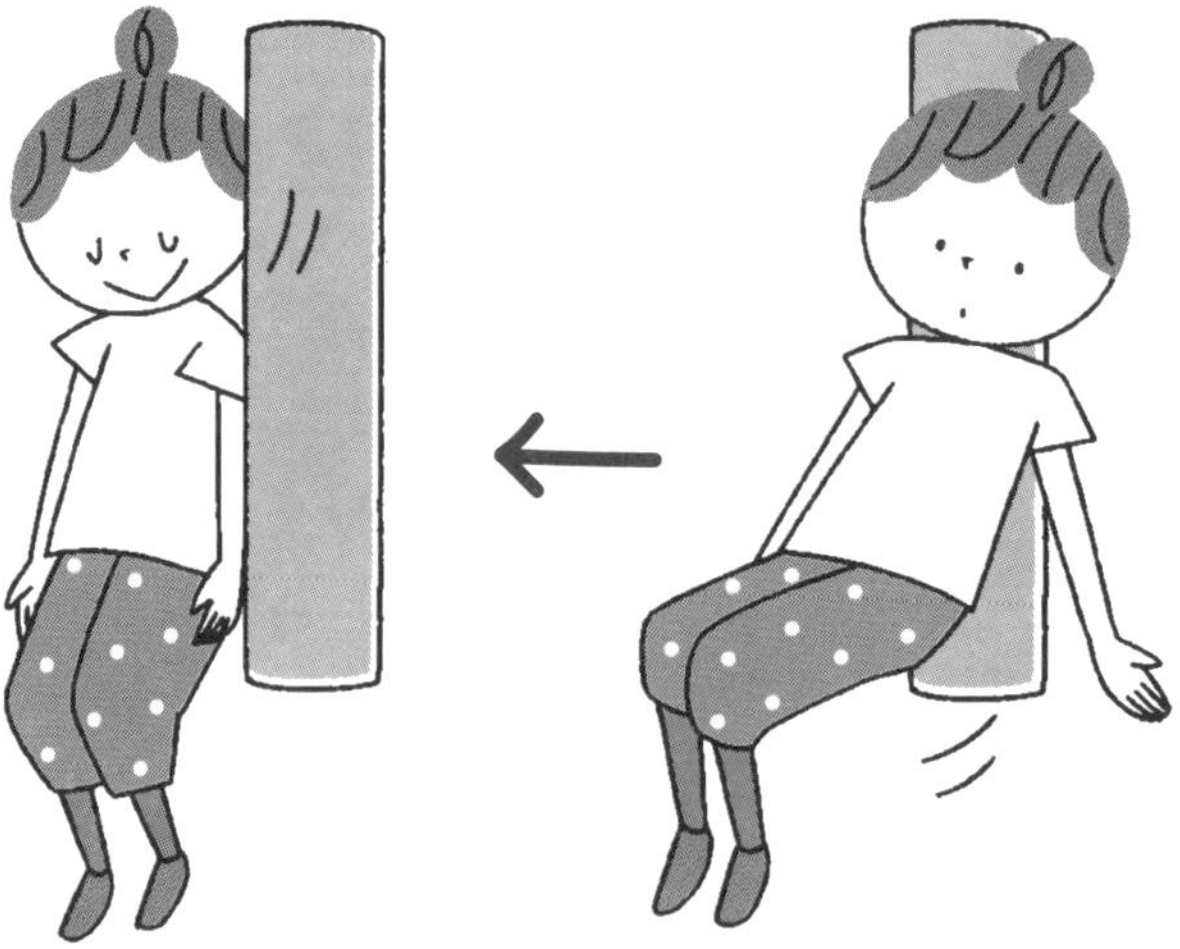

おしりをずらして
ブランケットロール
から下ろします。

おしりの次に、背中、頭を
ずらしてブランケットロール
から下ろします。

---

⑤ このまま寝てしまいましょう。

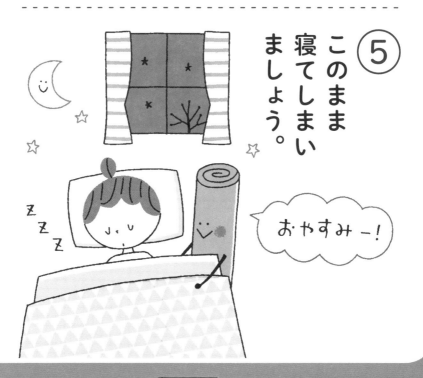

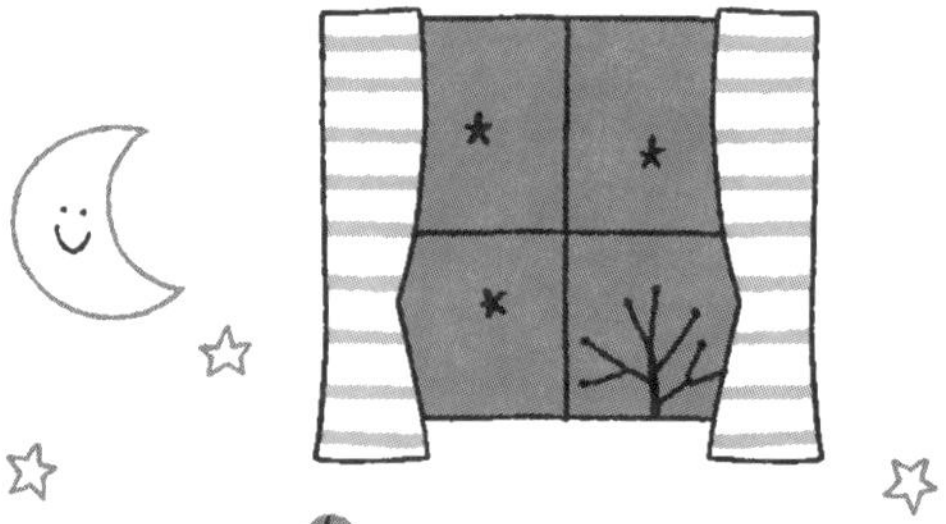

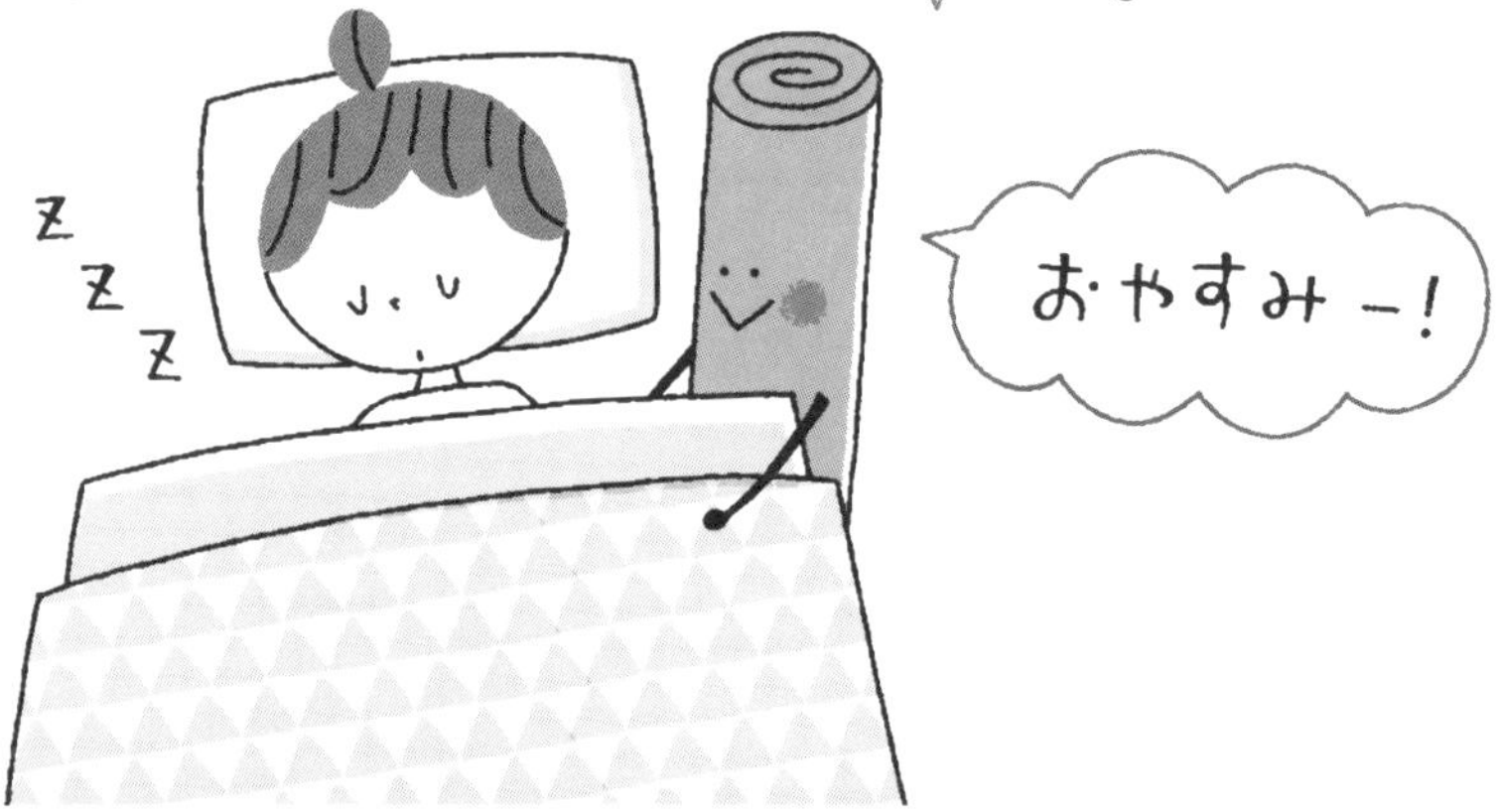

やってみたら
どうなった？

☑ Afterチェック

「ゴロ寝リセット」

うまくできた？

さあ、結果をチェックしてみよう！

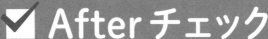

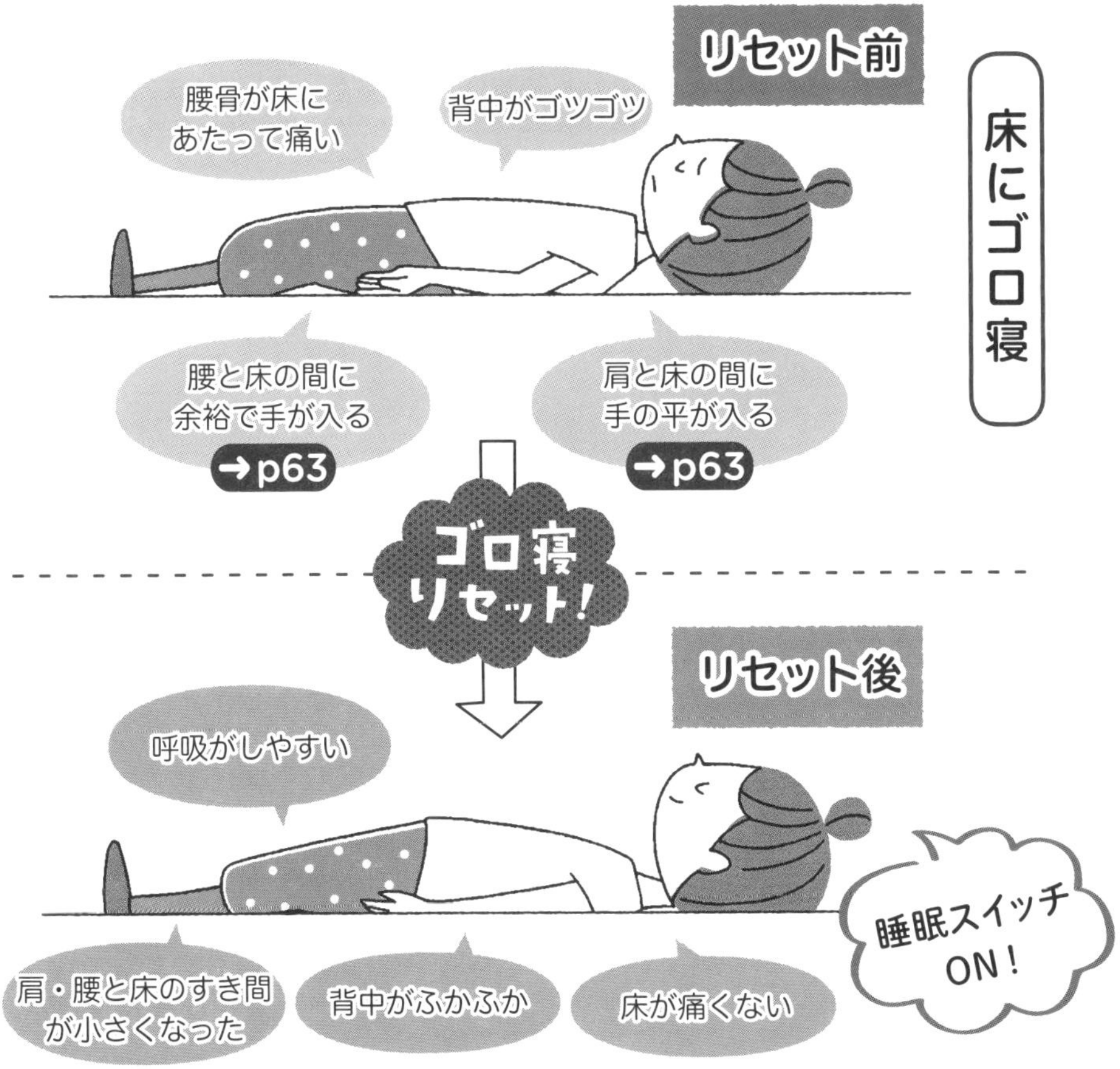
リセット前
床にゴロ寝
腰骨が床にあたって痛い
背中がゴツゴツ
腰と床の間に余裕で手が入る
→p63
肩と床の間に手の平が入る
→p63
ゴロ寝リセット！
リセット後
呼吸がしやすい
睡眠スイッチON！
肩・腰と床のすき間が小さくなった
背中がふかふか
床が痛くない

「眠る準備OK」の体になりました！

朝 起き上がる時

おはよー

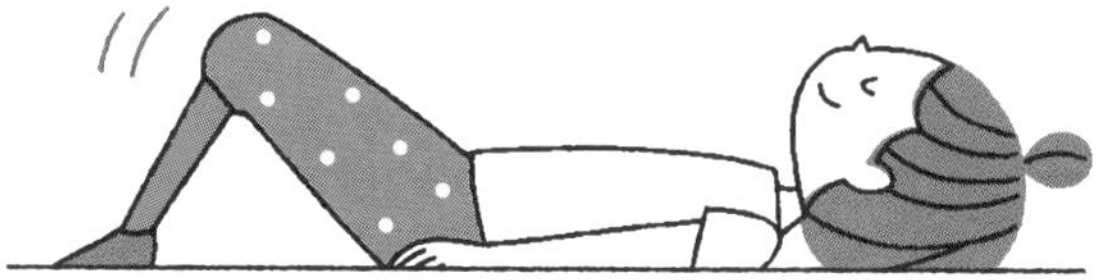

膝を立てます。

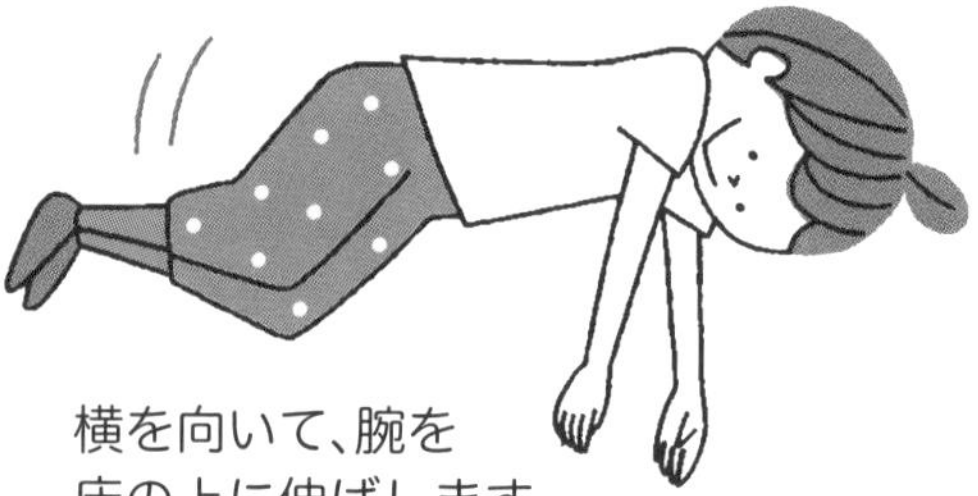

横を向いて、腕を
床の上に伸ばします。

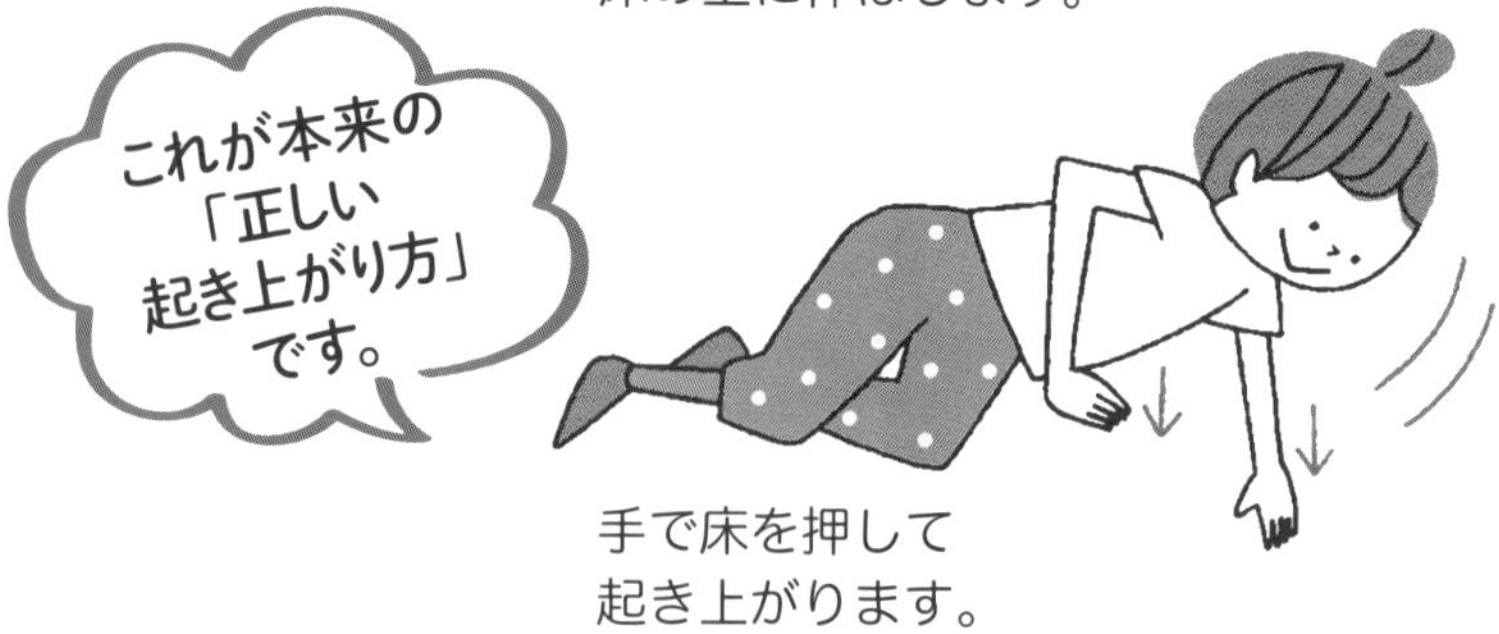
これが本来の
「正しい
起き上がり方」
です。

手で床を押して
起き上がります。

【反動で起き上がるのはNG】

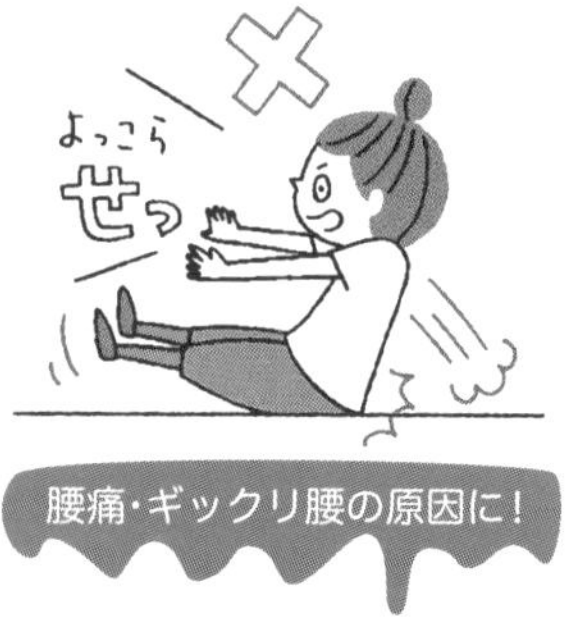
よっこら
せっ
腰痛・ギックリ腰の原因に!

【ベッドの場合は…】

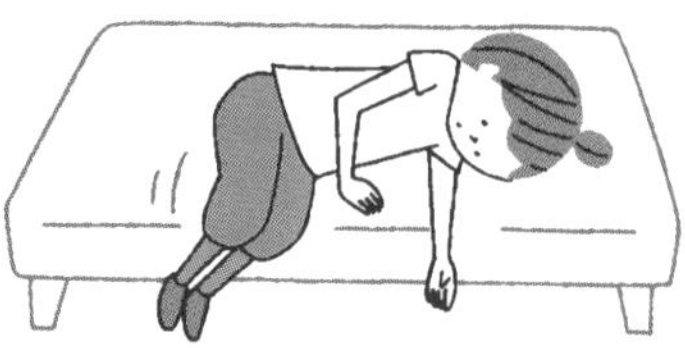

ベッドから足を下ろす

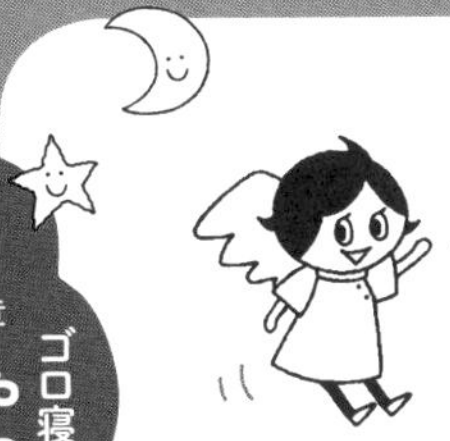

まずは**基本ポーズ**を寝る前に5分やってみましょう！
いつもよりぐっすりと眠れ、質の良い睡眠がとれるようになりますよ。
基本ポーズだけでもOKですが、も〜っとリセットしたい人は
バリエーションポーズにも挑戦してみてください。

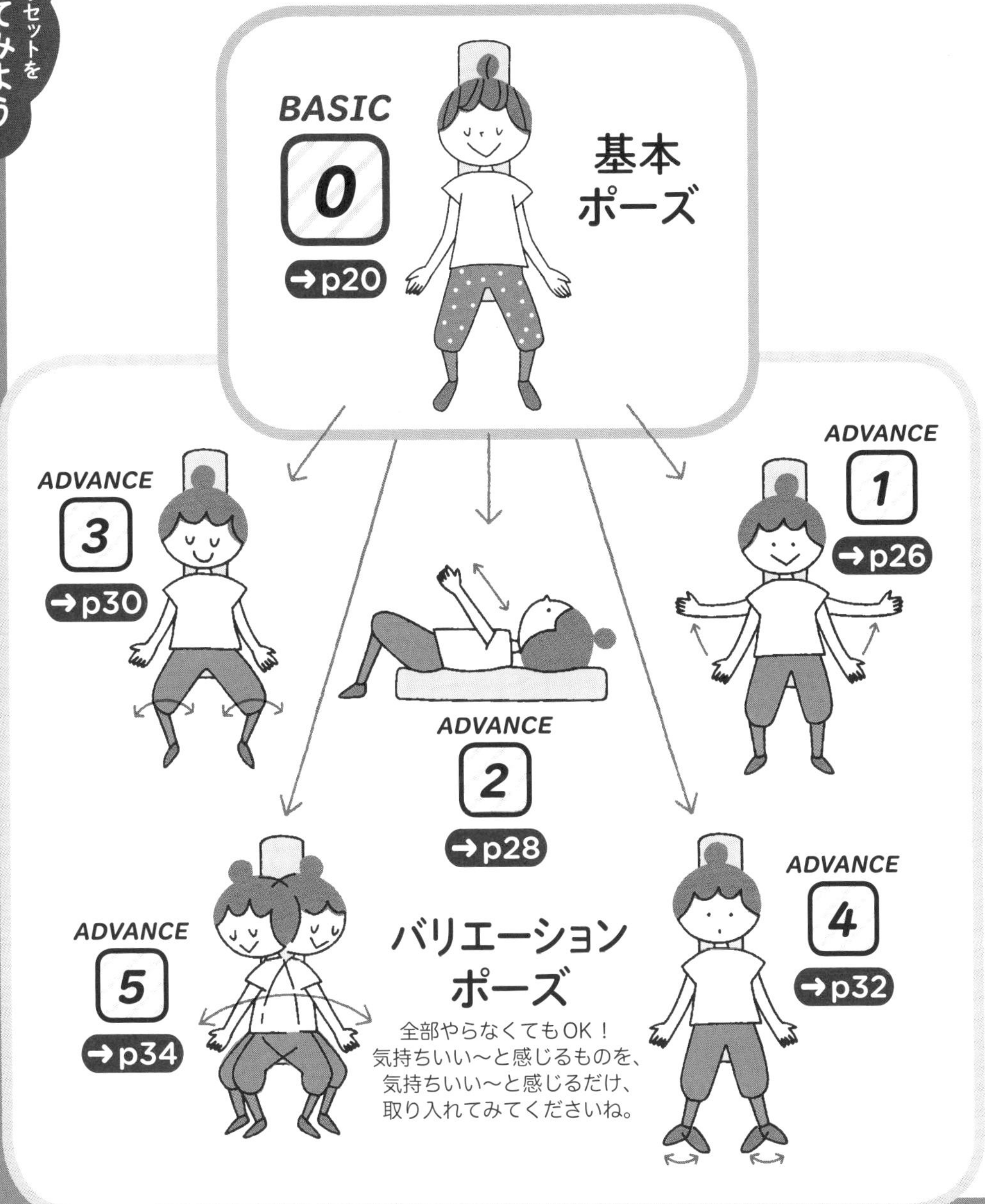

BASIC
0
→p20
基本ポーズ
ADVANCE
1
→p26
ADVANCE
2
→p28
ADVANCE
3
→p30
ADVANCE
4
→p32
ADVANCE
5
→p34
バリエーションポーズ
全部やらなくてもOK！
気持ちいい〜と感じるものを、
気持ちいい〜と感じるだけ、
取り入れてみてくださいね。

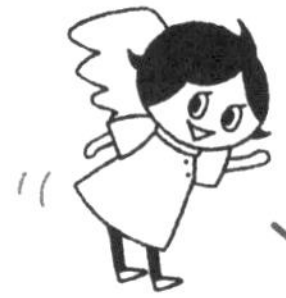

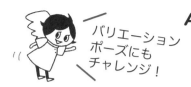

バリエーションポーズにもチャレンジ！

ADVANCE

1

ゴロ寝で腕開きポーズ

首コリ・
肩コリ改善

猫背改善

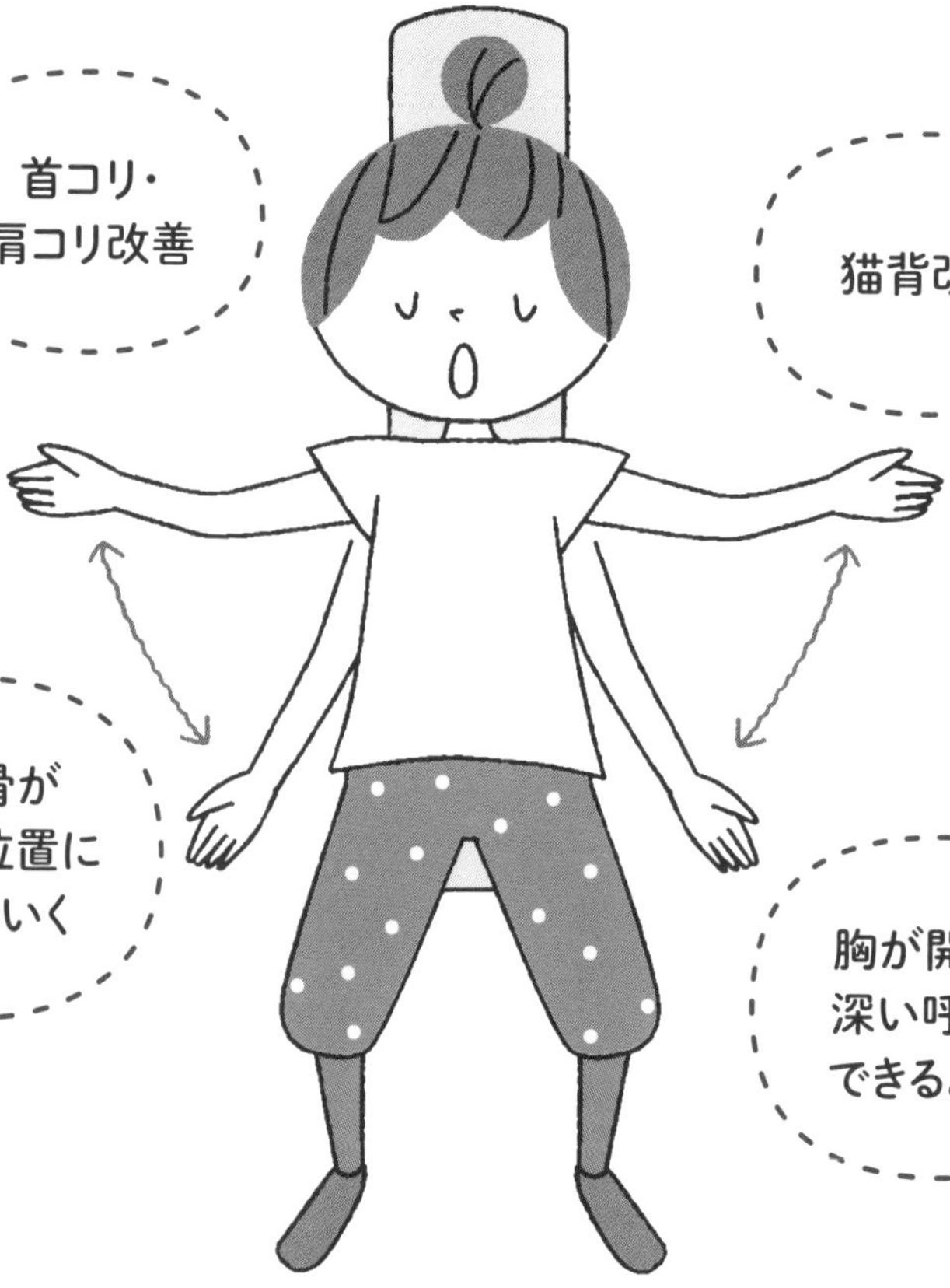

肩甲骨が
正しい位置に
戻っていく

胸が開いて
深い呼吸が
できるように

ここに効く！
ここがゆるむ！

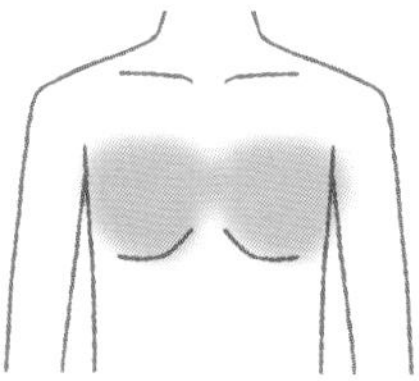

小円筋・大胸筋

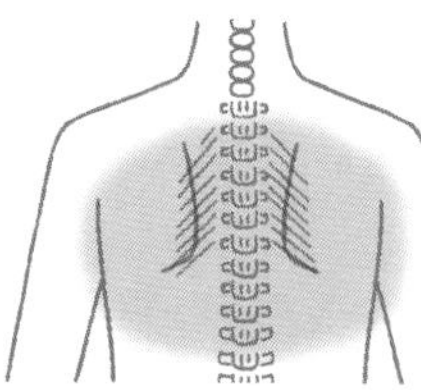

菱形筋・棘上筋
棘下筋・肩甲下筋
小円筋

①

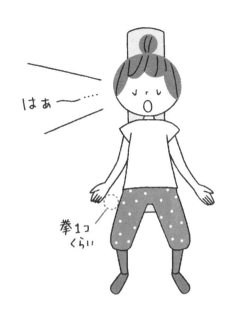

自然に腕を開いた状態で、息を長く吐く。

②

肩甲骨を使って**ゆ〜っくり**腕を開いていく。呼吸はゆったりと自然に。

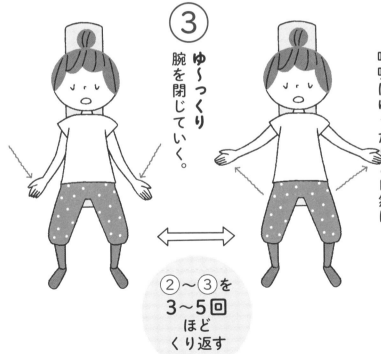

③

ゆ〜っくり腕を閉じていく。

②〜③を
3〜5回
ほど
くり返す

ADVANCE

2

ゴロ寝で前ならえポーズ

首コリ・
肩コリ改善

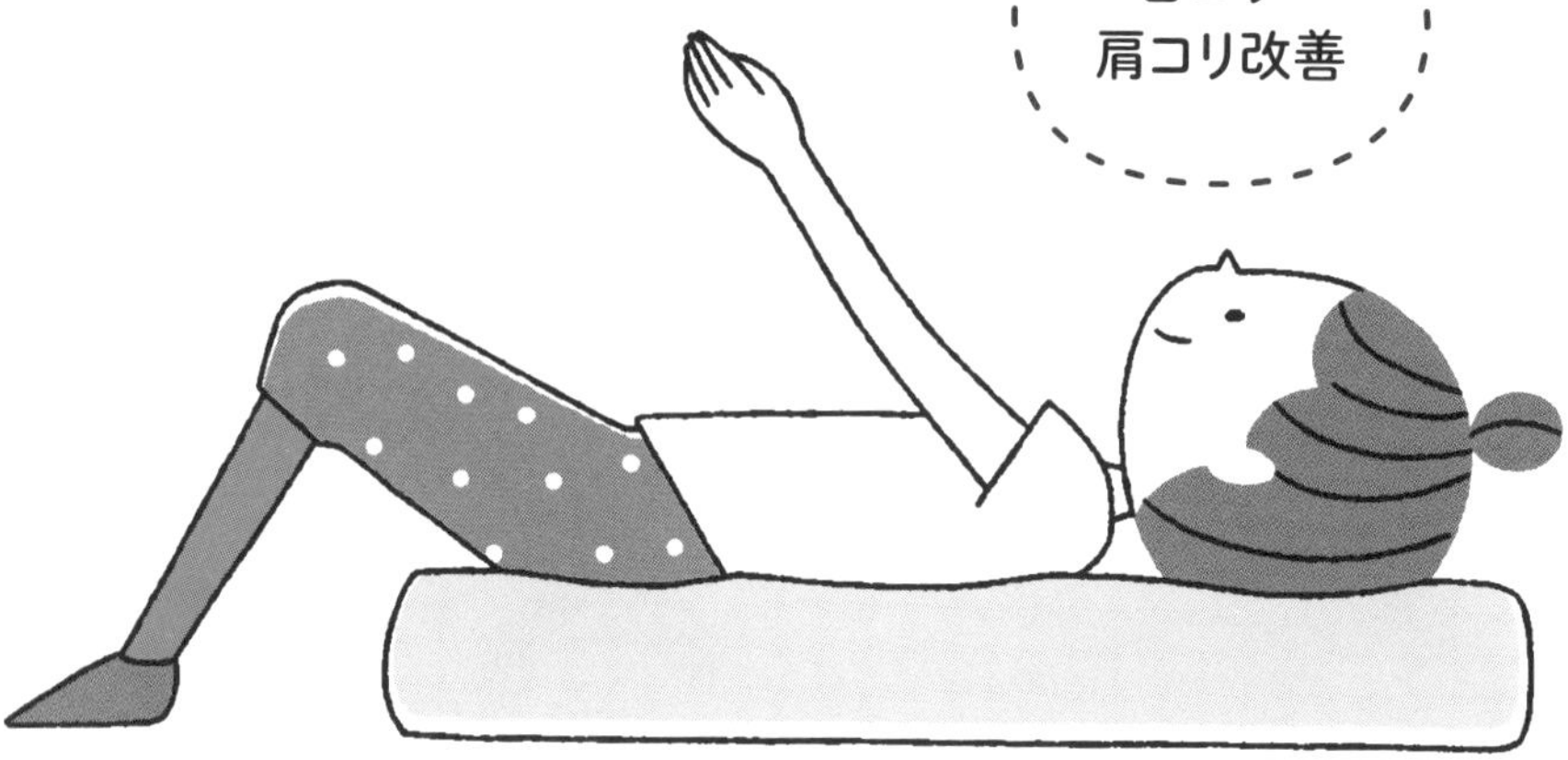

肩甲骨から腕を動かす
正しい「腕の動かし方」の練習に

五十肩予防に

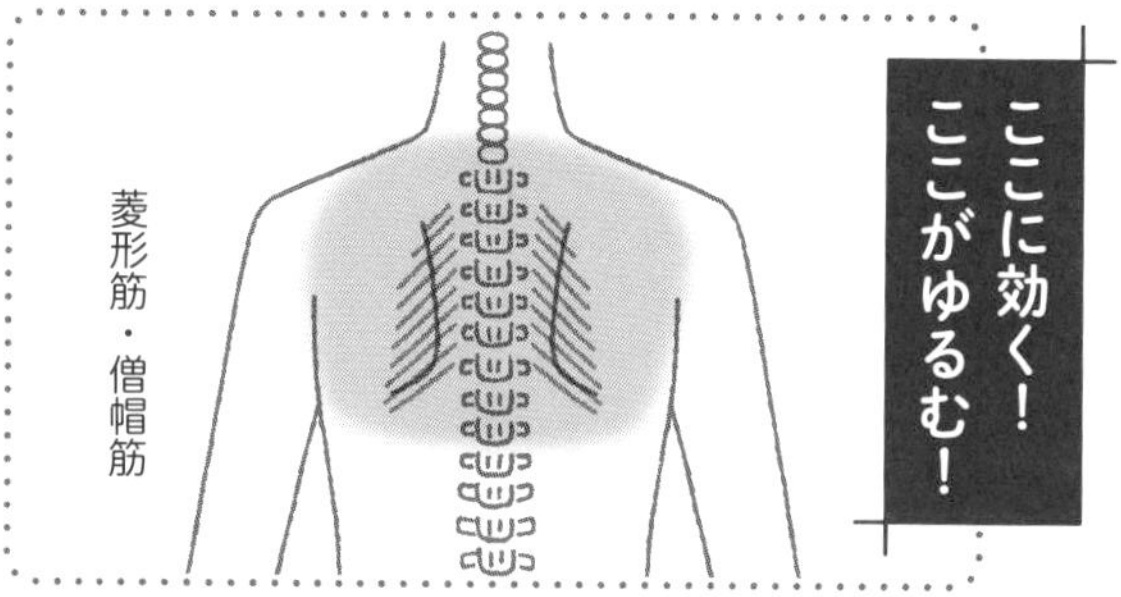

①

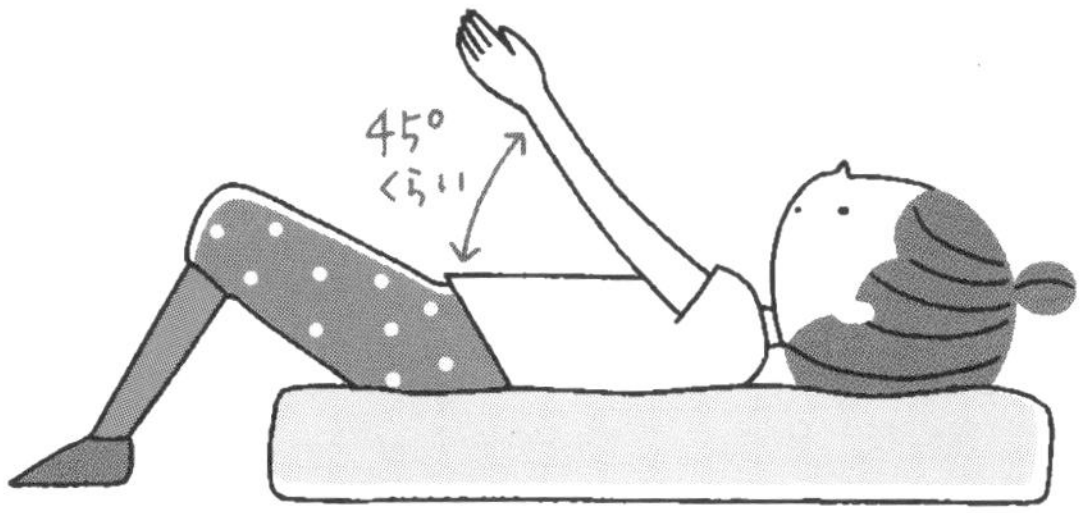
45°
くらい

腕を45度くらい持ち上げる。

②

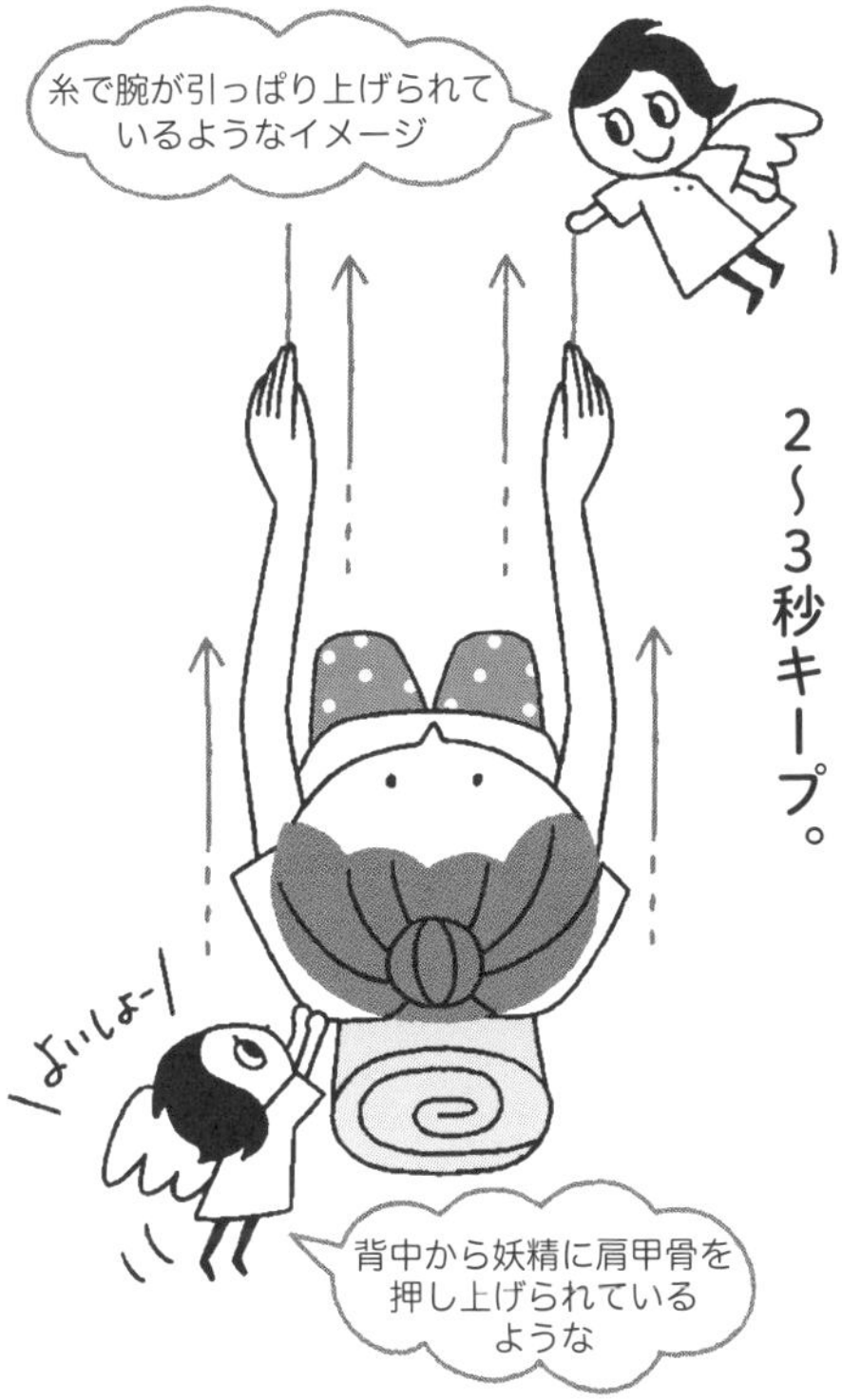
糸で腕が引っぱり上げられているようなイメージ
よいしょー
背中から妖精に肩甲骨を押し上げられているような

背中の肩甲骨を意識して、腕を前へ向かって突き出す。指先・腕・肩の力は抜き、肩甲骨から腕を動かすこと！伸ばしきったところで2〜3秒キープ。

③

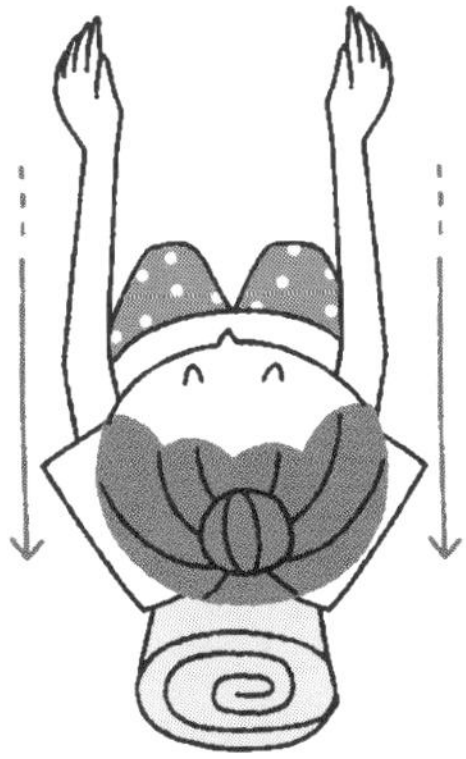

肩甲骨・背中の力を抜いて、**ゆっくり**下に戻す。

②〜③を 3〜5回 ほど くり返す

ADVANCE 3

ゴロ寝でカエルポーズ

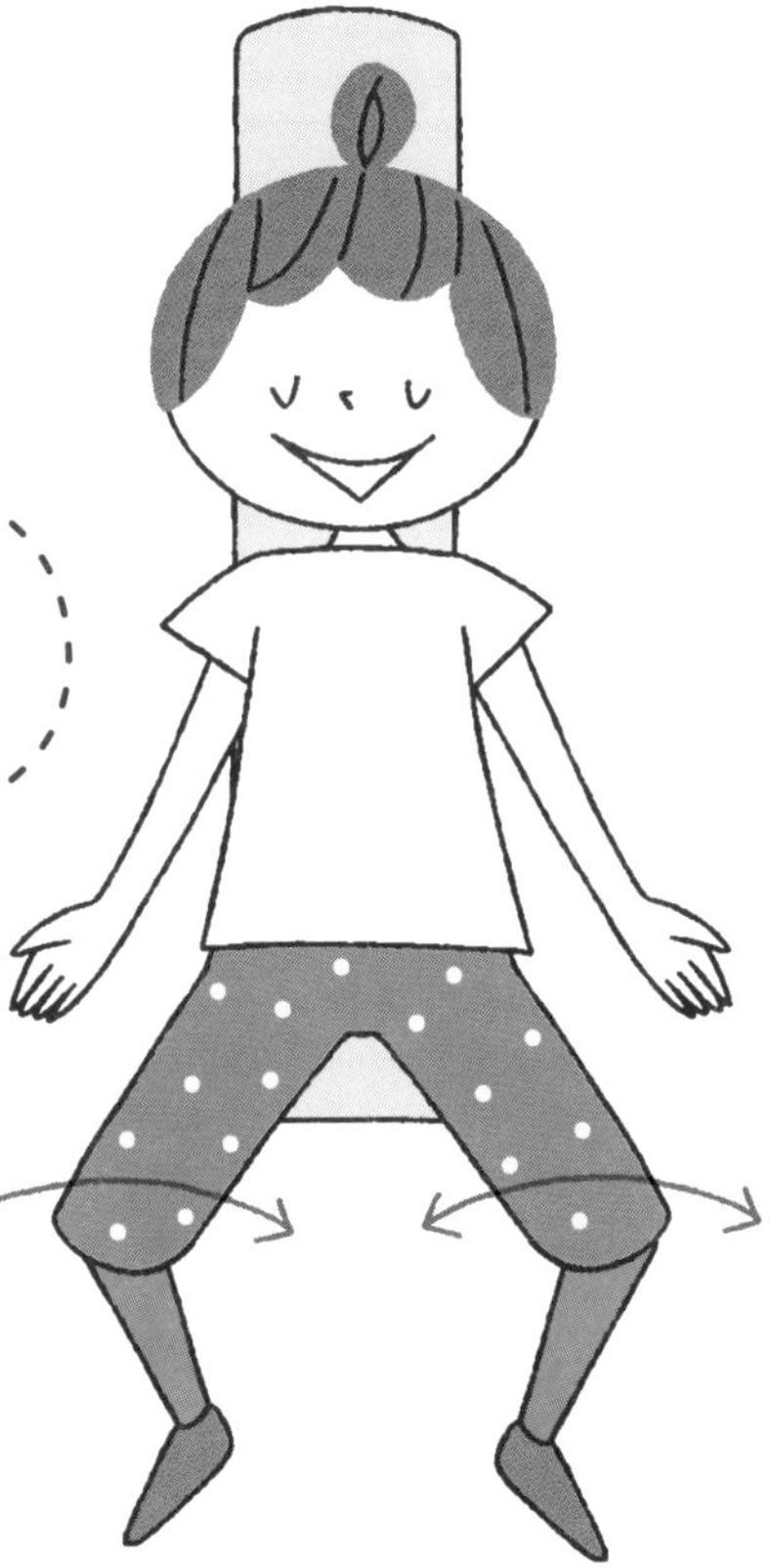

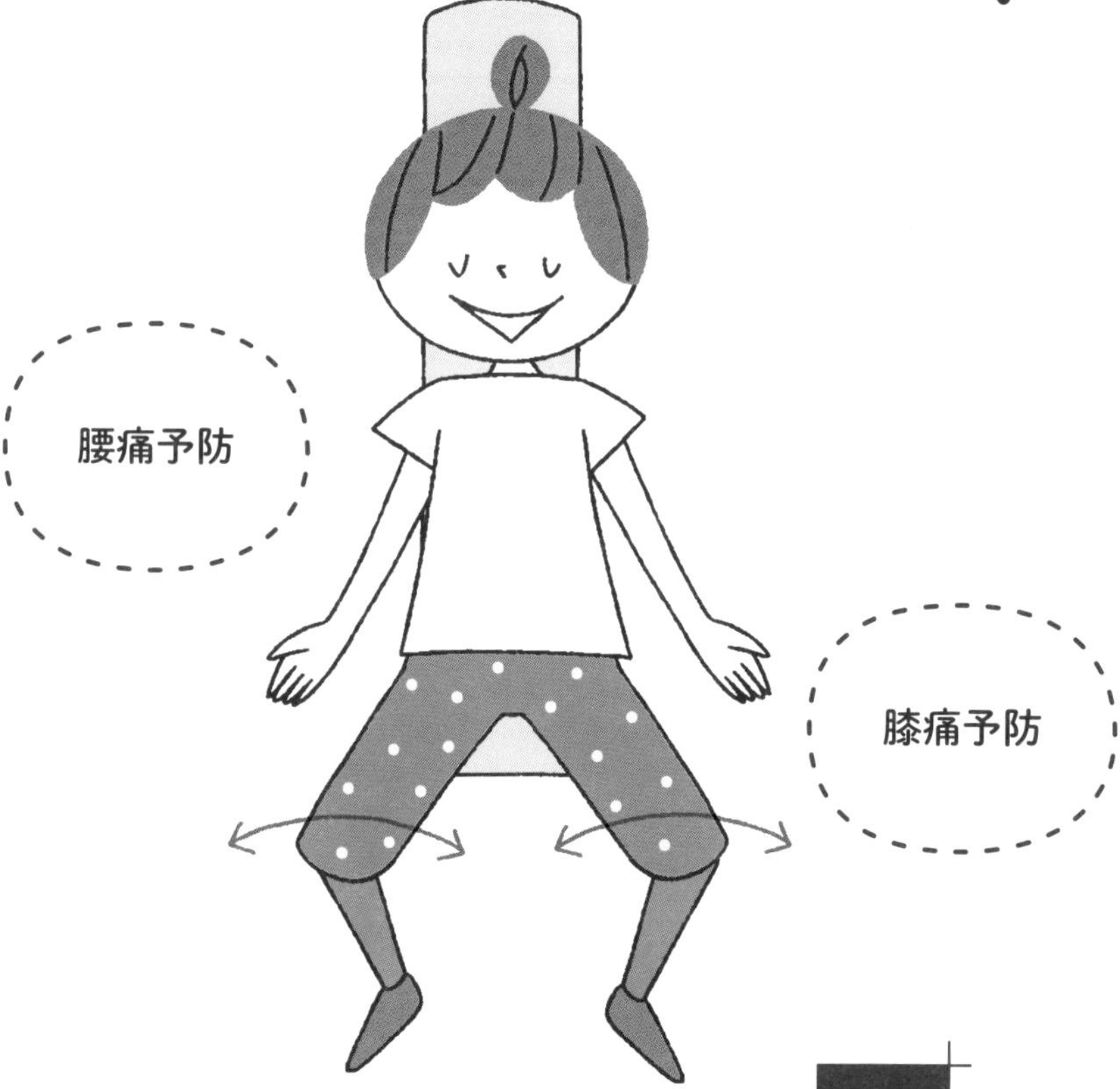

腰痛予防

膝痛予防

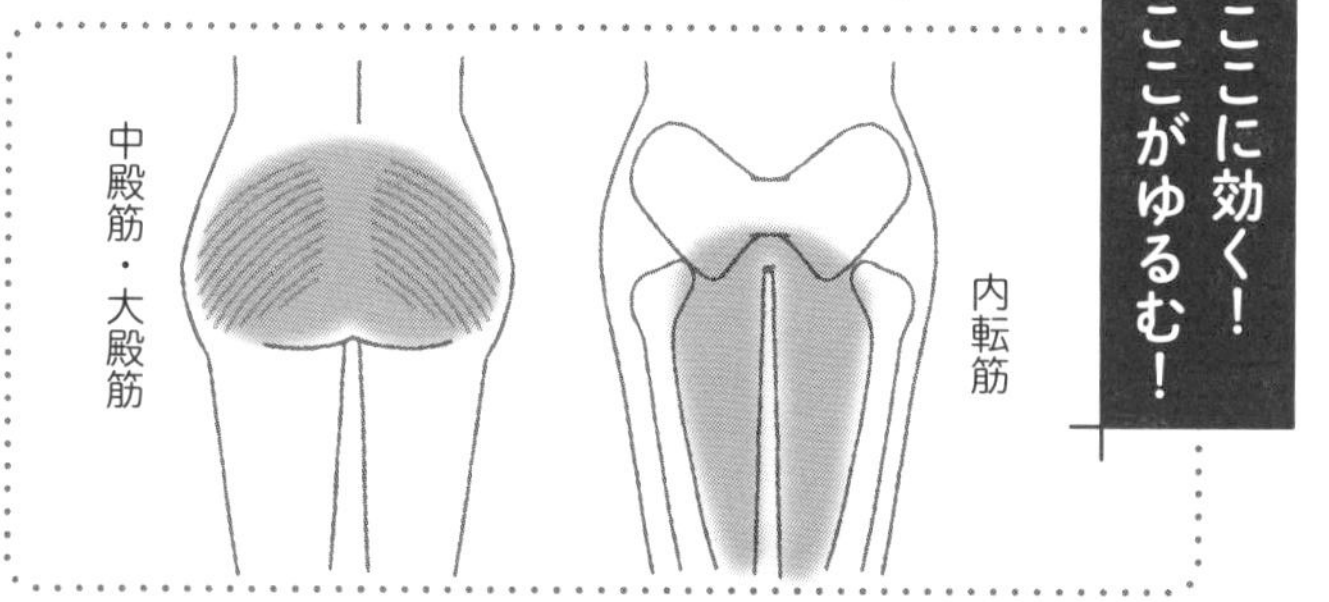

ここに効く！
ここがゆるむ！

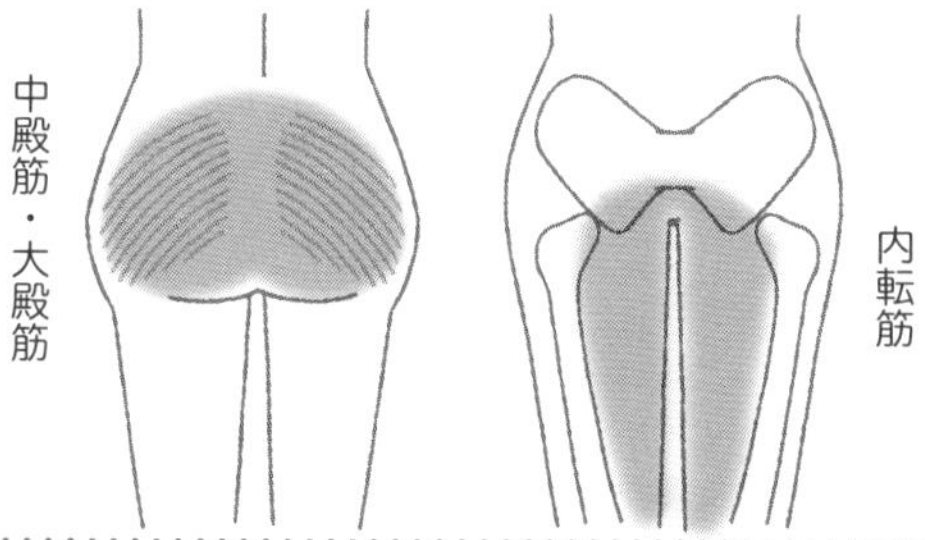

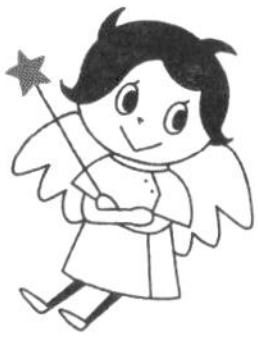

股関節がカタイ人は
無理をせず、
かかとを遠くに置いて、
気持ちのいい位置を
探してみましょう。

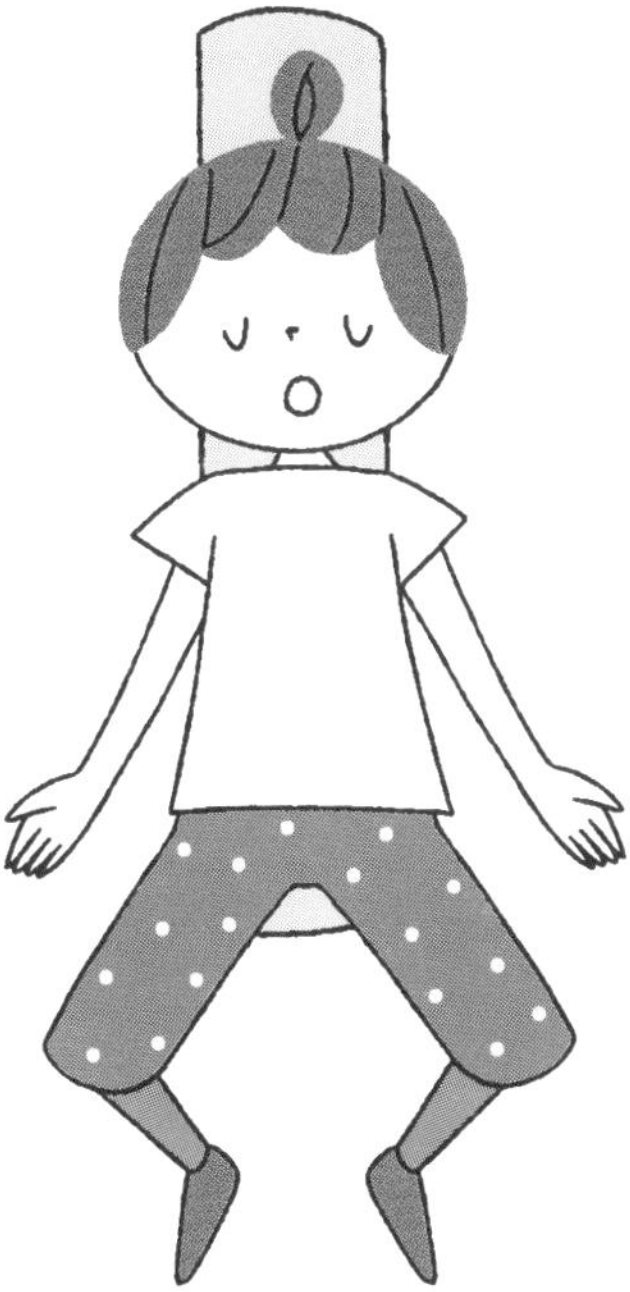

①
カエルの脚のように
股関節を開きます。

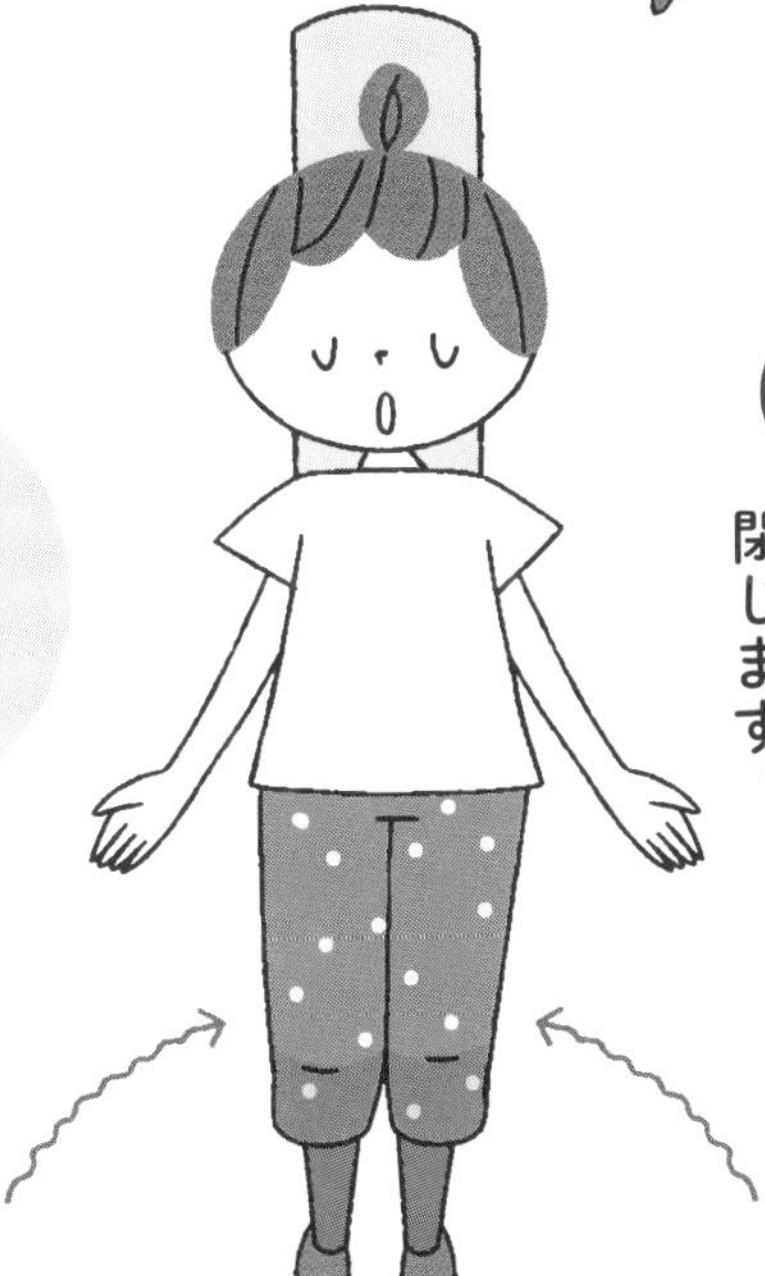

②
ゆ〜っくり
膝を立てて
閉じます。

①〜②を
3〜5回
ほど
くり返す

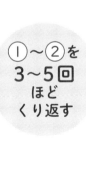

ADVANCE

4

ゴロ寝で足バイバイ

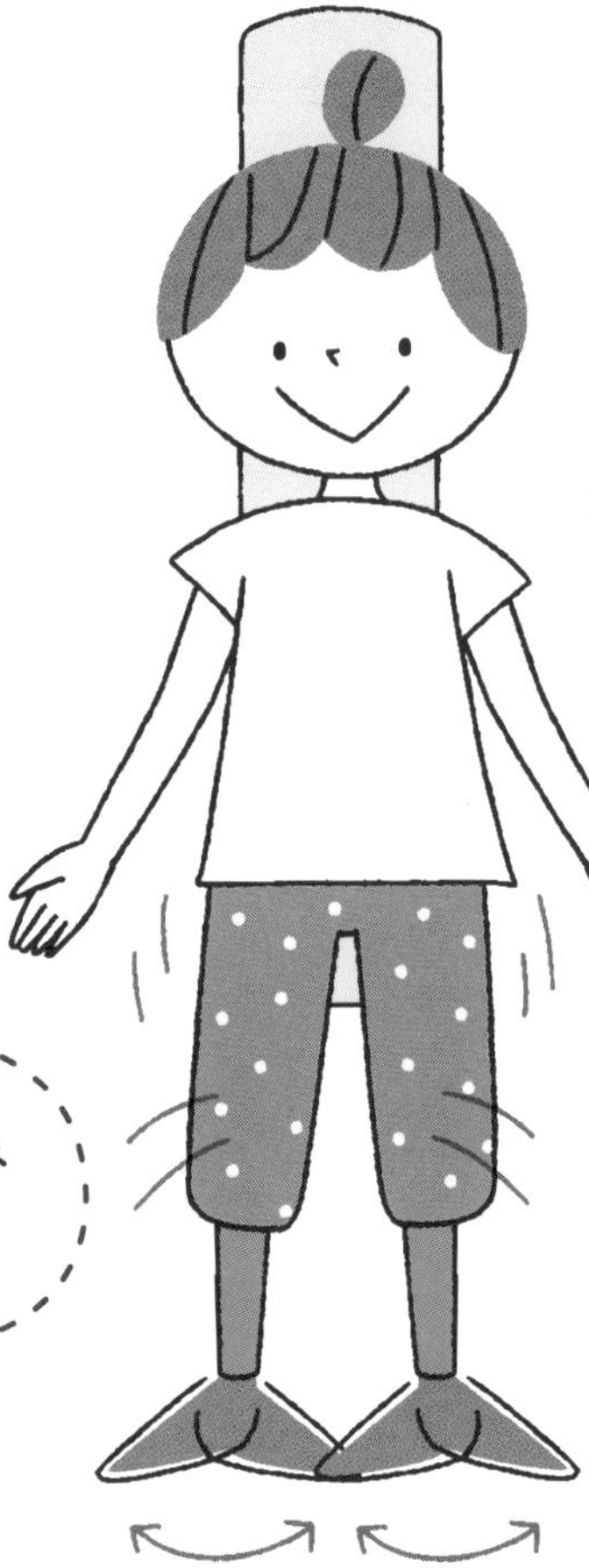

カタくなった股関節をゆるめる

脚のむくみ解消

ここに効く！ここがゆるむ！

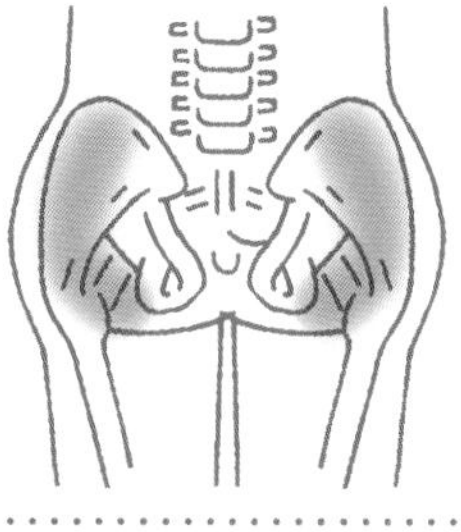

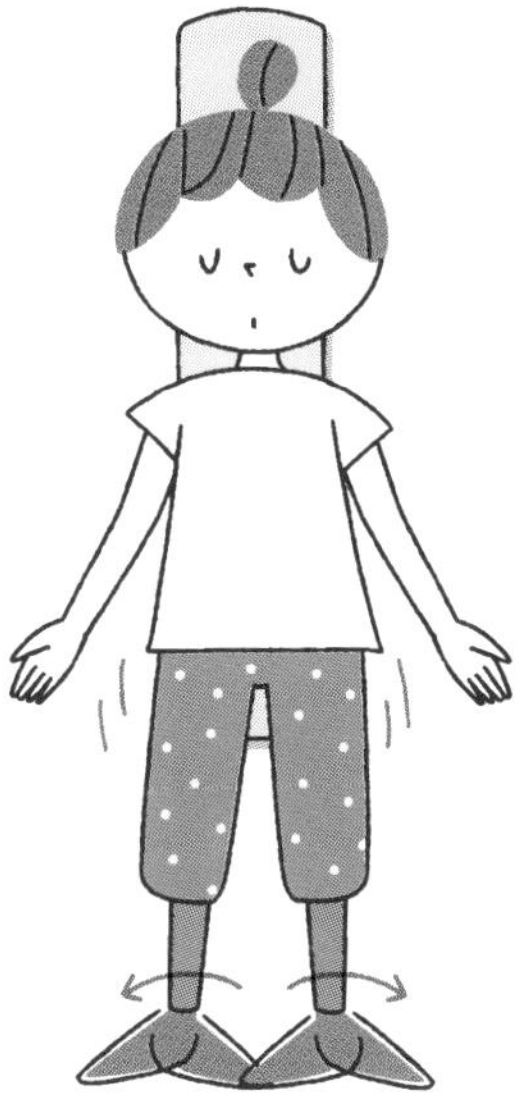

①

両脚を伸ばして、
かかとは床につける。
脚はだらんと力を抜き、
足でゆっくりと
「バイバイ」をする。

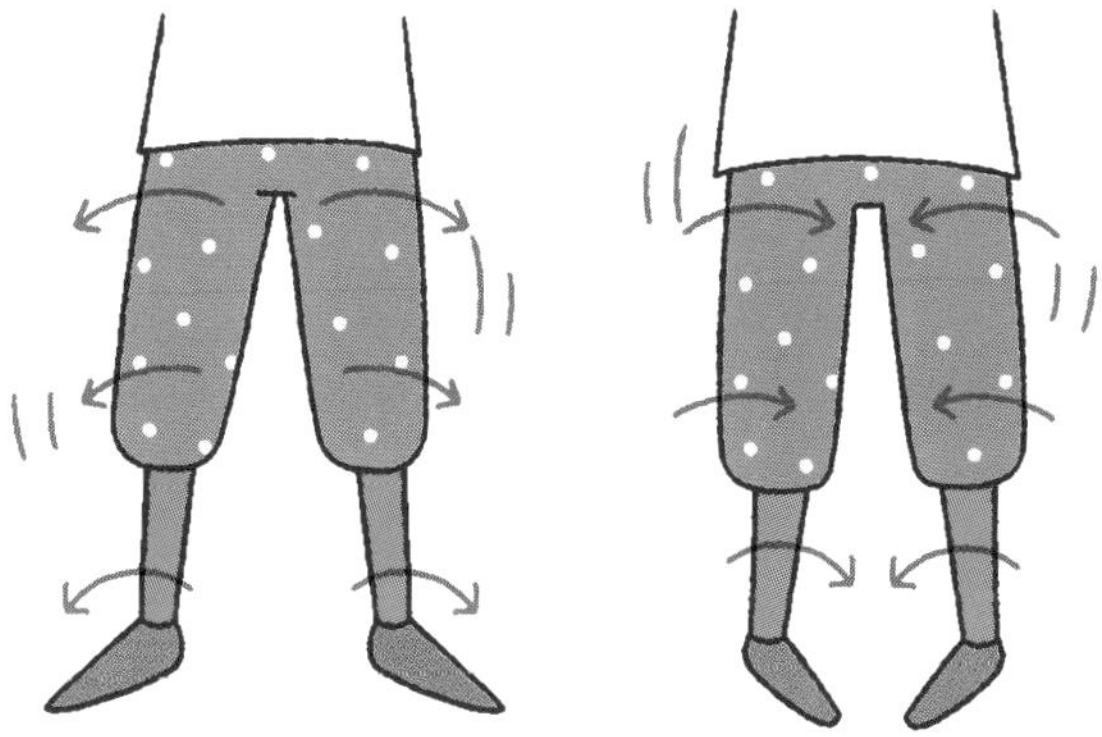

②

はじめはつま先を
ゆっくりと
大きく動かし、
慣れたら小刻みに
動かしていく。

**10～15秒
ほど
くり返す**

足先だけ、
膝下だけではなく、
股関節から動かす意識で！
ゆるみにくい
深層外旋六筋に効く！

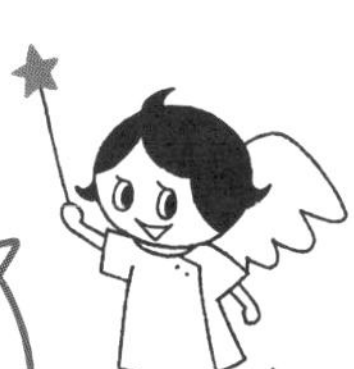

ADVANCE

5

ゴロ寝でゴロゴロ

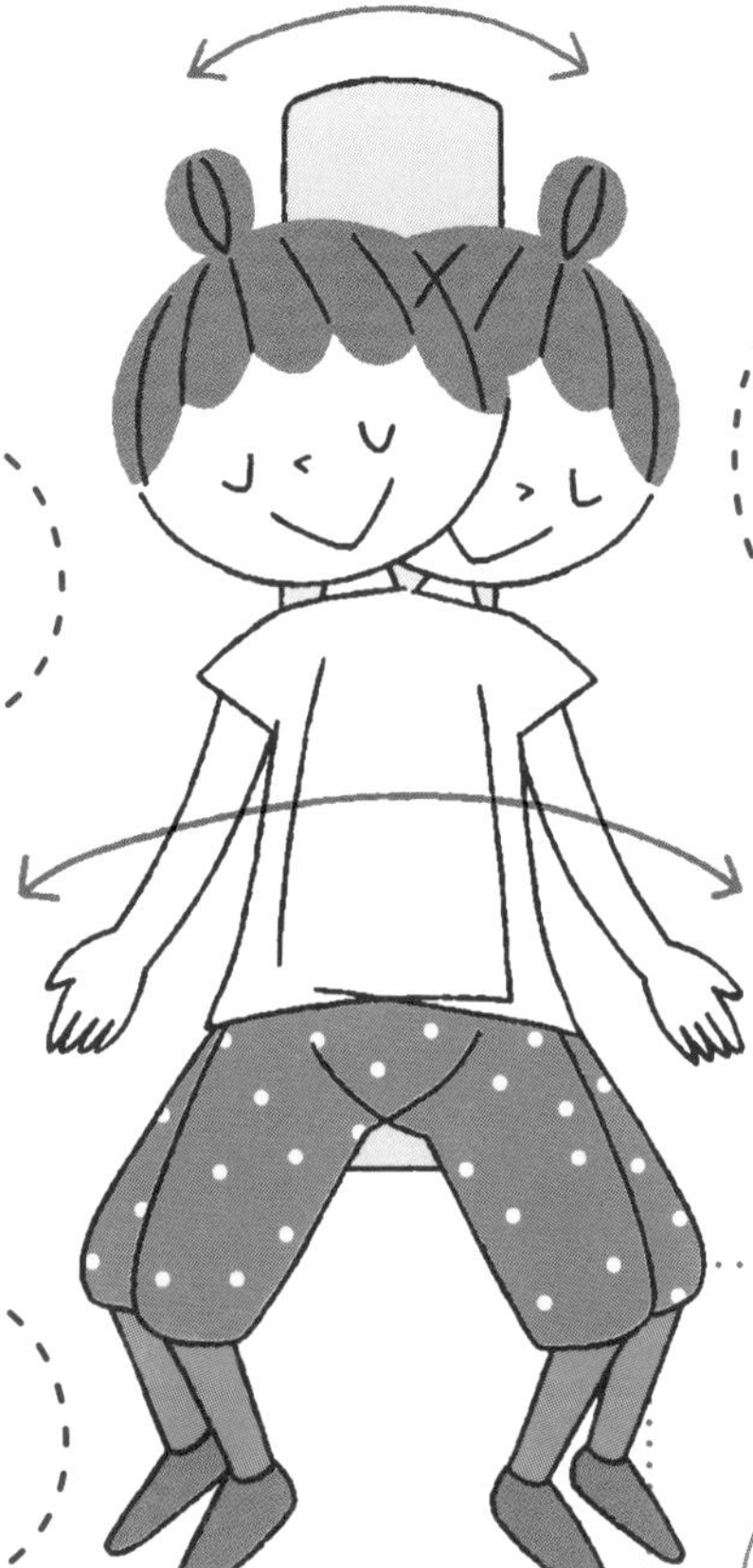

首コリ・
肩コリ改善

日中がんばった
背中全体が
ゆるむ

全身が
ゆるんでいく

ここに効く！
ここがゆるむ！

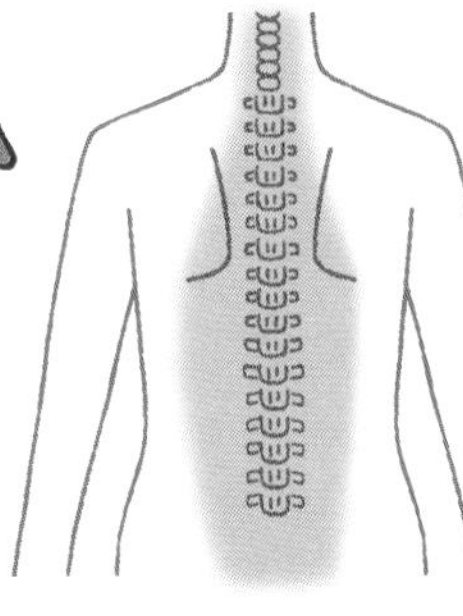

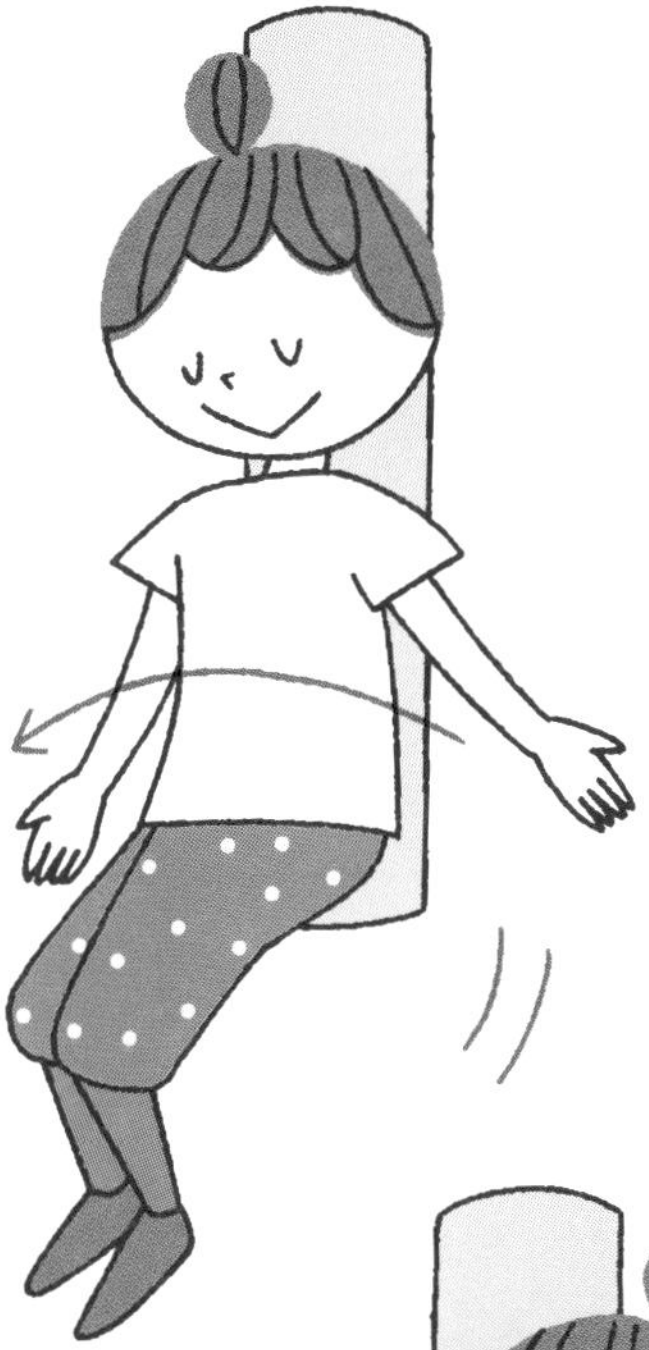

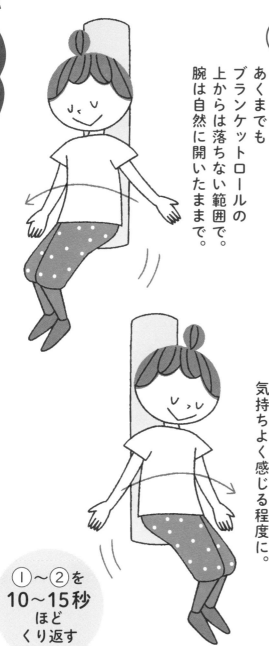

①

膝を左右どちらかに
ゆ〜っくりと倒していく。
膝の動きに
胴体もつられるように
ゴロンと倒していく。
あくまでも
ブランケットロールの
上からは落ちない範囲で。
腕は自然に開いたままで。

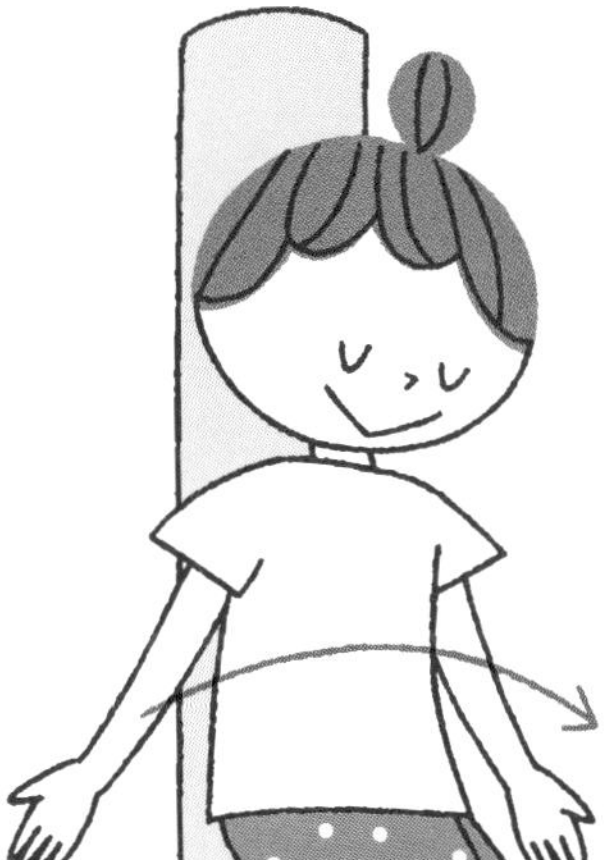

②

①と反対側に膝を
ゆ〜っくりと倒していく。
膝につられるように
胴体も反対側へ
ゴロンと倒していく。
体に余計な力を入れず、
気持ちよく感じる程度に。

①〜②を
10〜15秒
ほど
くり返す

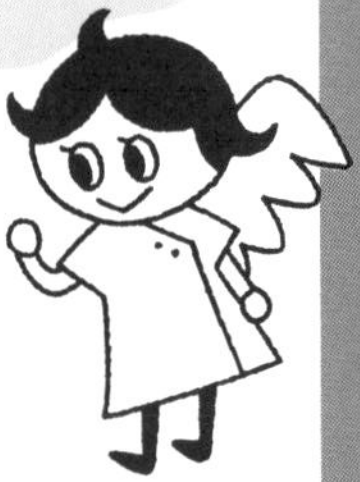

+α《プラスアルファ》

呼吸トレーニング

ゴロ寝リセットで「体をゆるめる」ことに慣れたら、
次のステップ「体を整える」にトライ。
体幹である下腹部の筋肉を目覚めさせましょう！

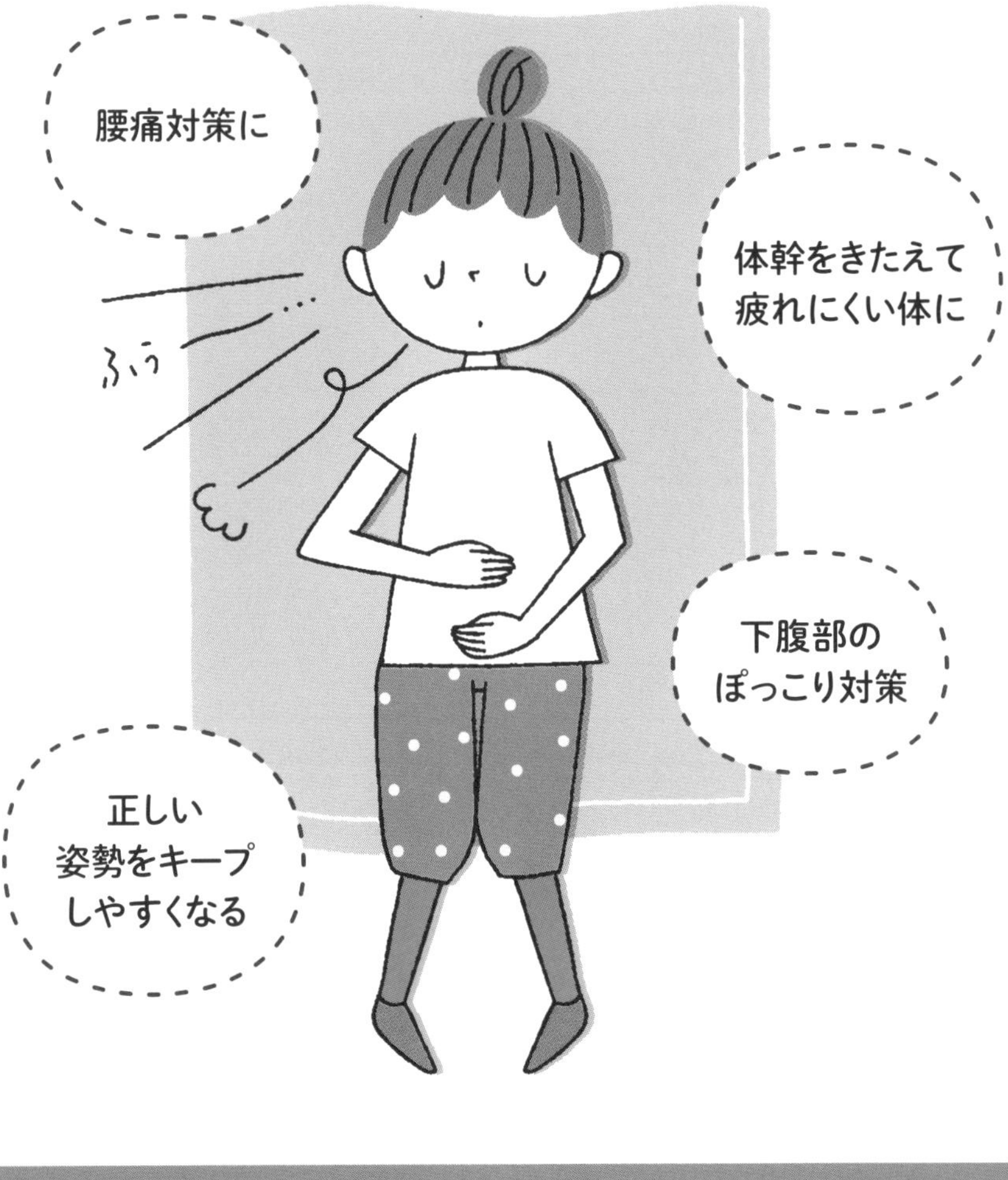
腰痛対策に
ふぅ
体幹をきたえて
疲れにくい体に
下腹部の
ぽっこり対策
正しい
姿勢をキープ
しやすくなる

①
仰向けになり、おへその上と下に手の平をあてます。

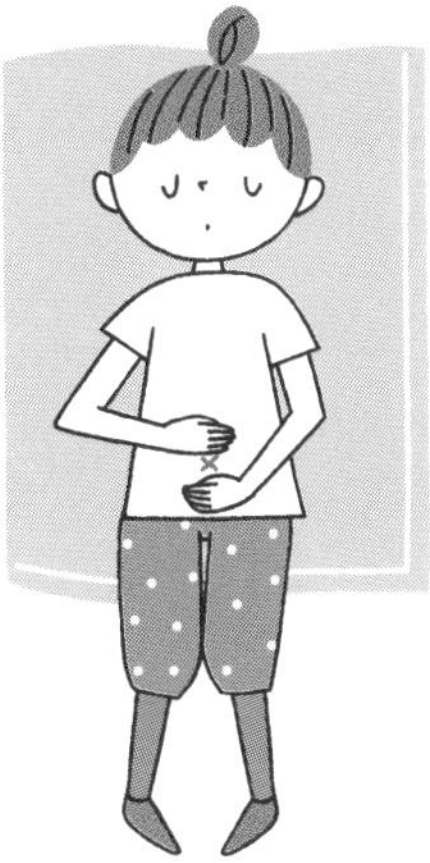

②
ゆっくりと息を吐きながら、お腹がへこんでいくのを感じます。

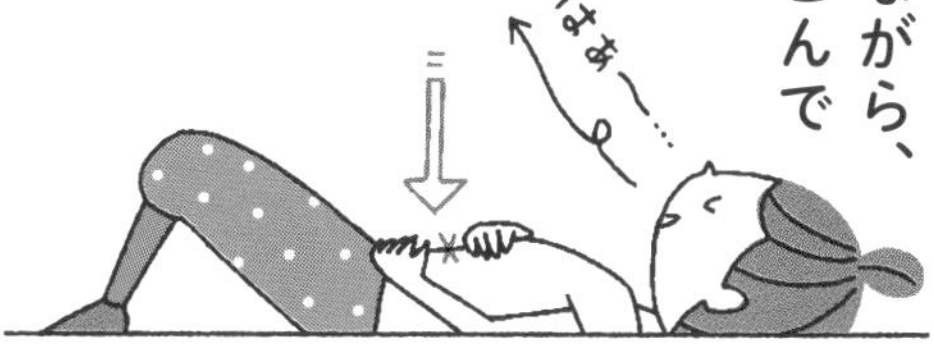

③
息を吸いながら、下腹部を思いきりふくらませます。おへその上にあてた手よりも、おへその下にあてた手のほうが上に上がるように!!

ふんばりどころ!

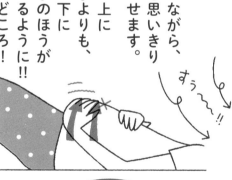

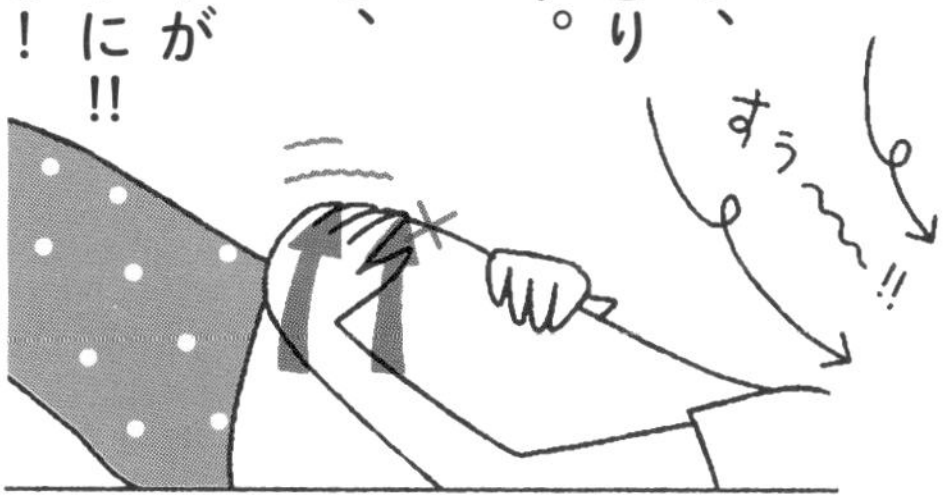

④
息を吸いきったら力を抜きます。

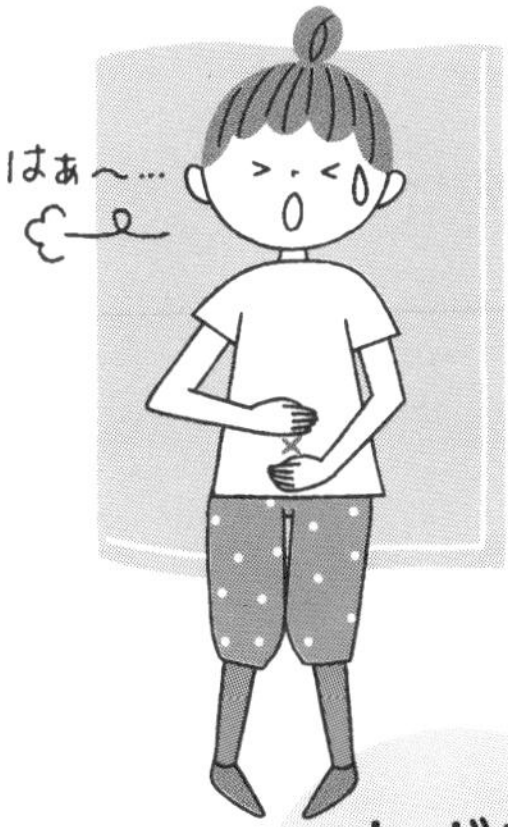

**まずは
1回
できるように!**

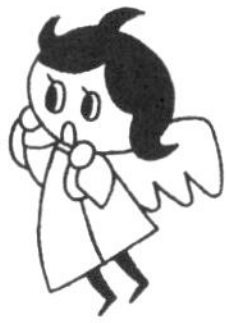

手は置くだけ。
力は入れないように。

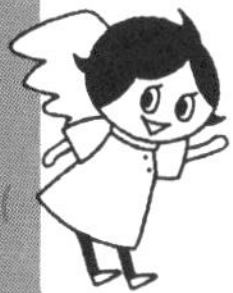

できたら数を
増やしていきましょう

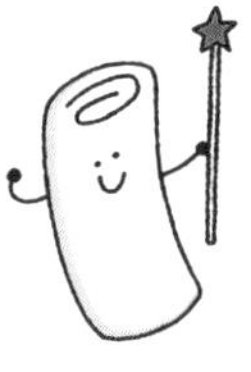

ゴロ寝
リセット！

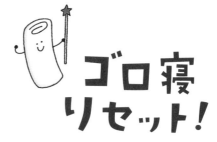

2章
ゴロ寝リセット！体験談

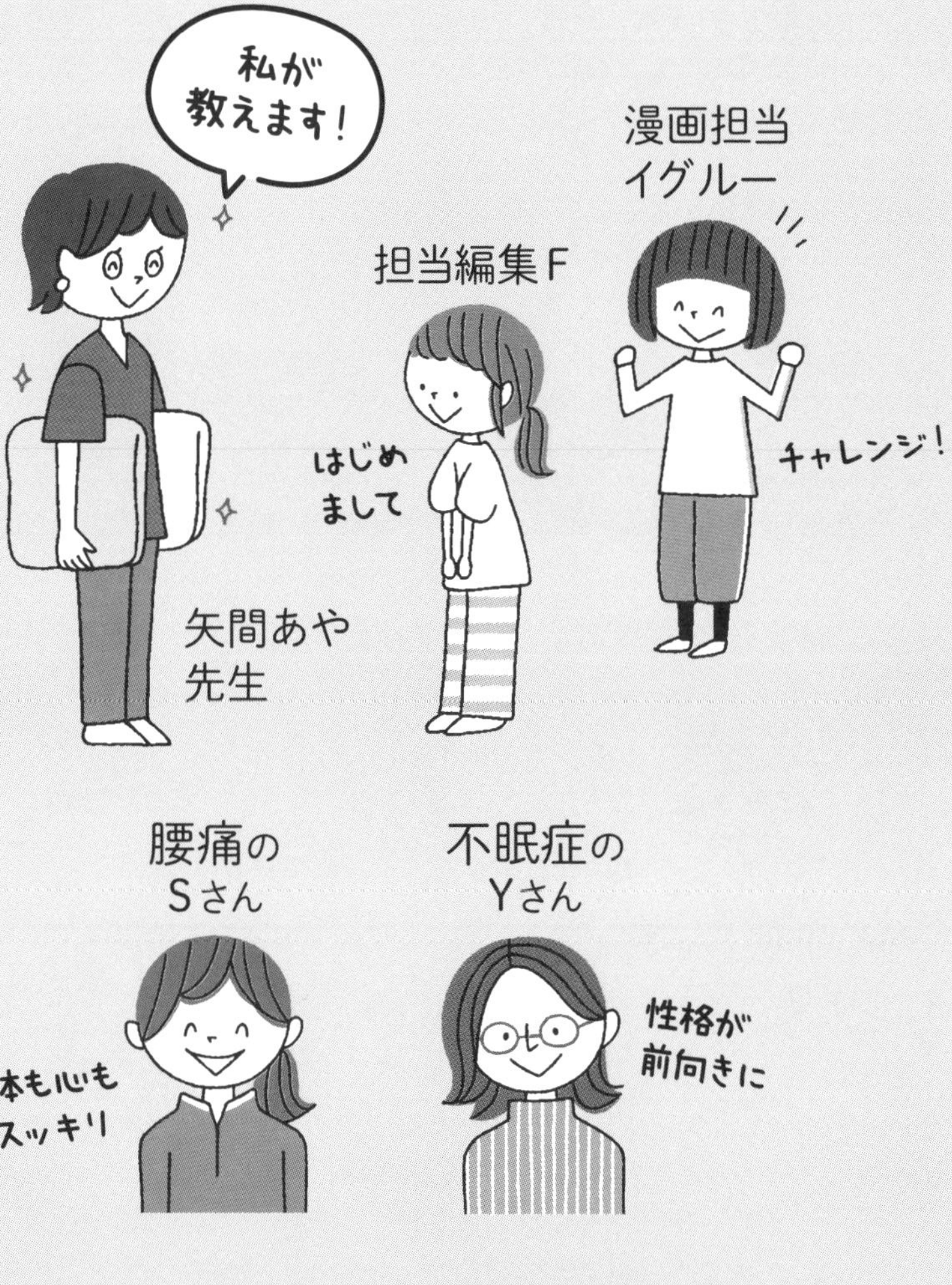

私が教えます！
漫画担当イグルー
担当編集F
はじめまして
チャレンジ！
矢間あや先生
腰痛のSさん
不眠症のYさん
性格が前向きに
体も心もスッキリ

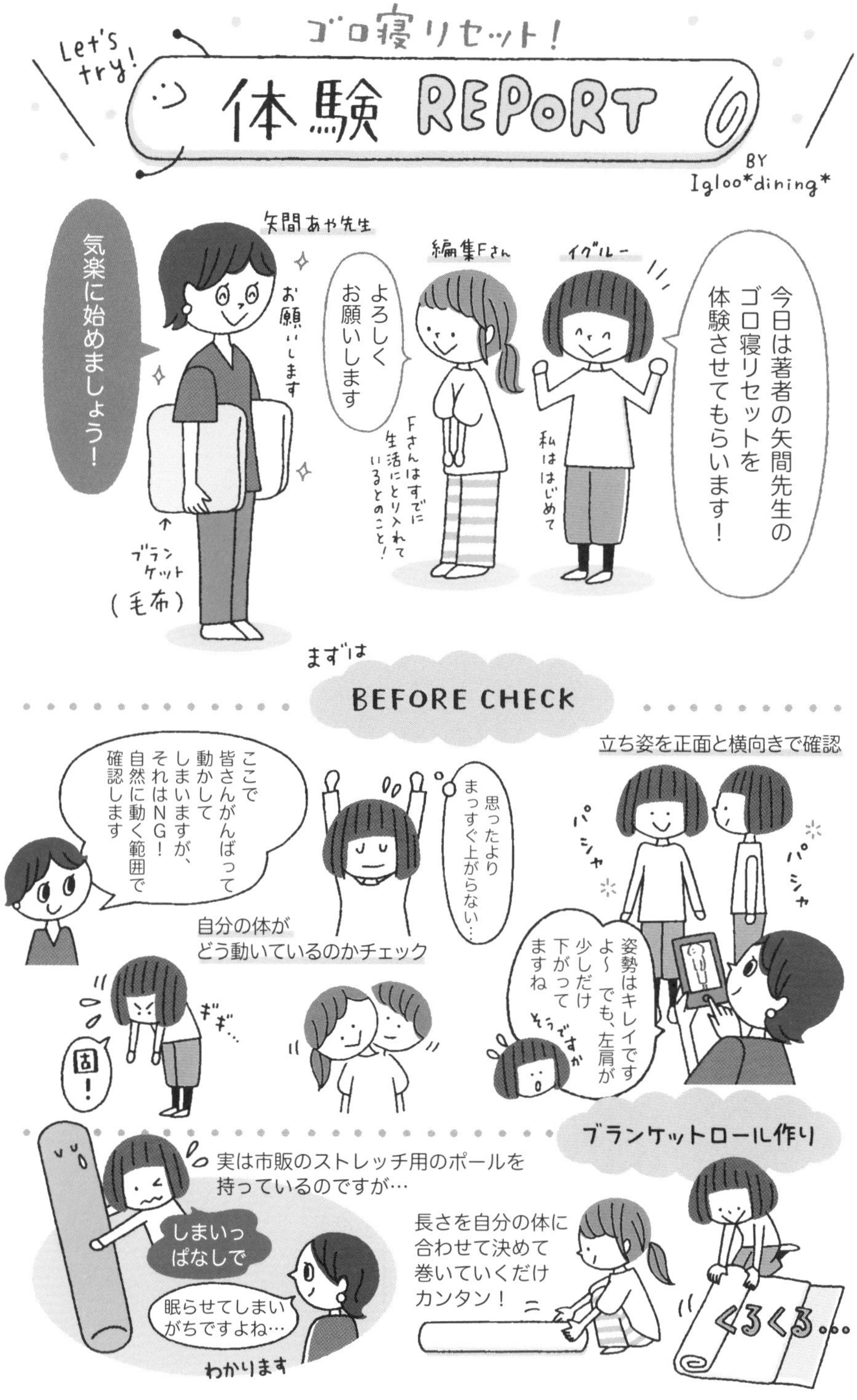
ゴロ寝リセット！
Let's try!
体験 REPORT
BY Igloo*dining*
矢間あや先生
気楽に始めましょう！
お願いします
ブランケット（毛布）
編集Fさん
よろしくお願いします
Fさんはすでに生活にとり入れているとのこと！
イグルー
今日は著者の矢間先生のゴロ寝リセットを体験させてもらいます！
私ははじめて
まずは
BEFORE CHECK
ここで皆さんがんばって動かしてしまいますが、それはNG！自然に動く範囲で確認します
思ったよりまっすぐ上がらない…
自分の体がどう動いているのかチェック
固！
ギギ…
立ち姿を正面と横向きで確認
パシャ
パシャ
姿勢はキレイですよ～ でも、左肩が少しだけ下がってますね
そうですか
ブランケットロール作り
実は市販のストレッチ用のポールを持っているのですが…
しまいっぱなしで
眠らせてしまいがちですよね…
わかります
長さを自分の体に合わせて決めて巻いていくだけカンタン！
くるくる…

郵 便 は が き

63円切手を
お貼り
ください

101-0003

東京都千代田区一ツ橋2-4-3
光文恒産ビル2F

(株)飛鳥新社　出版部　読者カード係行

フリガナ		性別　男・女 年齢　　　歳
ご氏名		
フリガナ		
ご住所〒 TEL　　（　　　）		
お買い上げの書籍タイトル		
ご職業　1.会社員　2.公務員　3.学生　4.自営業　5.教員　6.自由業 7.主婦　8.その他（　　　　）		
お買い上げのショップ名	所在地	

★ご記入いただいた個人情報は、弊社出版物の資料目的以外で使用することはありません。

このたびは飛鳥新社の本をご購入いただきありがとうございます。今後の出版物の参考にさせていただきますので、以下の質問にお答え下さい。ご協力よろしくお願いいたします。

■この本を最初に何でお知りになりましたか

1.新聞広告（　　　　　　新聞）
2.webサイトやSNSを見て（サイト名　　　　　　　　　　　　）
3.新聞・雑誌の紹介記事を読んで（紙・誌名　　　　　　　　　）
4.TV・ラジオで　5.書店で実物を見て　6.知人にすすめられて
7.その他（　　　　　　　　　　　　　　　　　　　　　　　　）

■この本をお買い求めになった動機は何ですか

1.テーマに興味があったので　2.タイトルに惹かれて
3.装丁・帯に惹かれて　4.著者に惹かれて
5.広告・書評に惹かれて　6.その他（　　　　　　　　　　　）

■本書へのご意見・ご感想をお聞かせ下さい

■いまあなたが興味を持たれているテーマや人物をお教え下さい

※あなたのご意見・ご感想を新聞・雑誌広告や小社ホームページ上で
1.掲載してもよい　2.掲載しては困る　3.匿名ならよい

ホームページURL http://www.asukashinsha.co.jp

ブランケットロール おすすめPOINT

- 家にあるものでカンタンに作れる
- 使わない時にジャマにならない
- 乗った時、乗って体を動かす時に安定感がある
- 体へのあたりが優しい

ほぐせばすぐ毛布

ナルホド

そして何より Relax感!

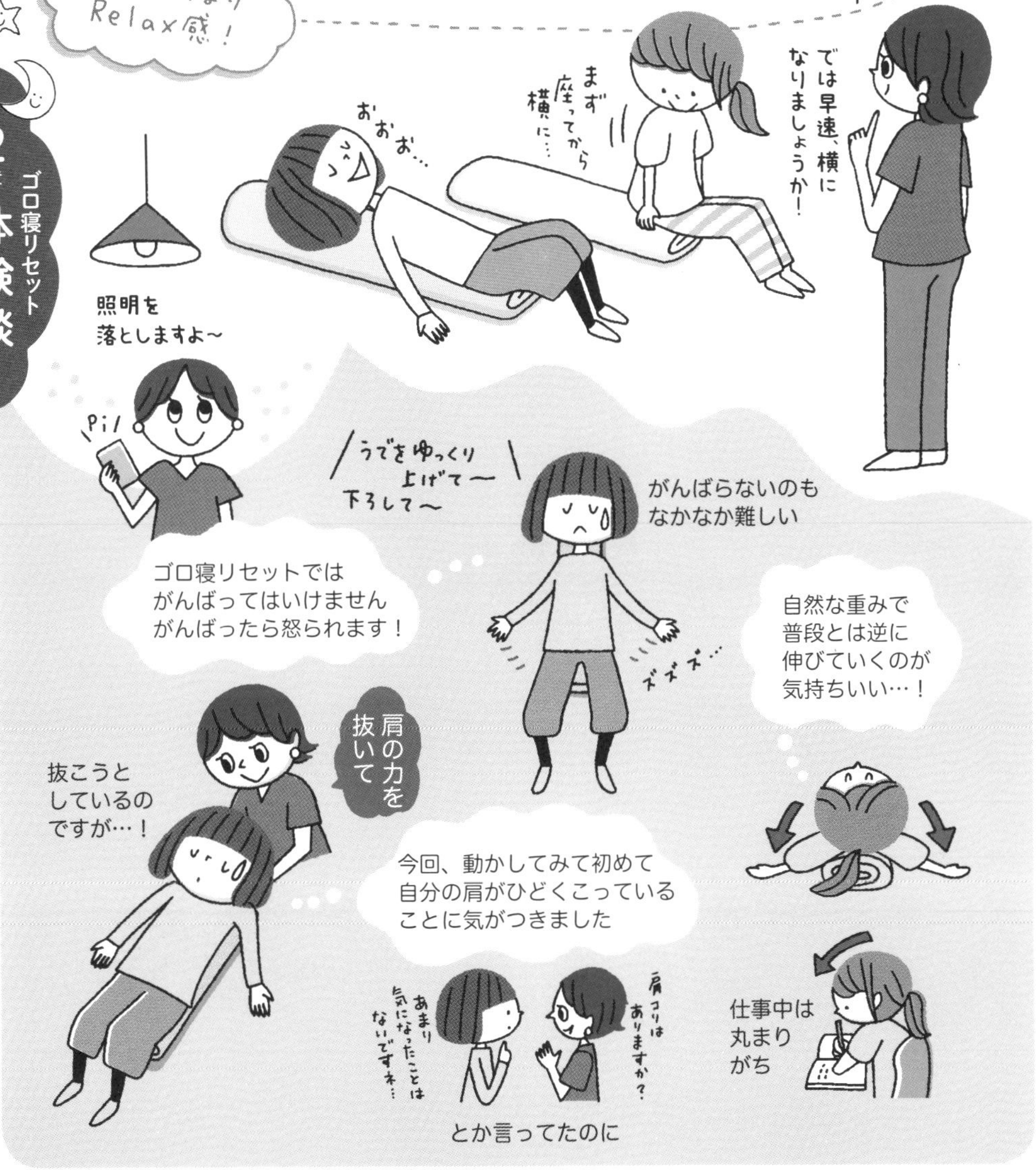
では早速、横になりましょうか!
まず座ってから横に…
おおお…
照明を落としますよ〜
Pi!
うでをゆっくり上げて〜下ろして〜
がんばらないのもなかなか難しい
ゴロ寝リセットではがんばってはいけませんがんばったら怒られます!
ズズズ…
自然な重みで普段とは逆に伸びていくのが気持ちいい…!
肩の力を抜いて
抜こうとしているのですが…!
今回、動かしてみて初めて自分の肩がひどくこっていることに気がつきました
肩コリはありますか?
あまり気になったことはないですネ…
仕事中は丸まりがち
とか言ってたのに

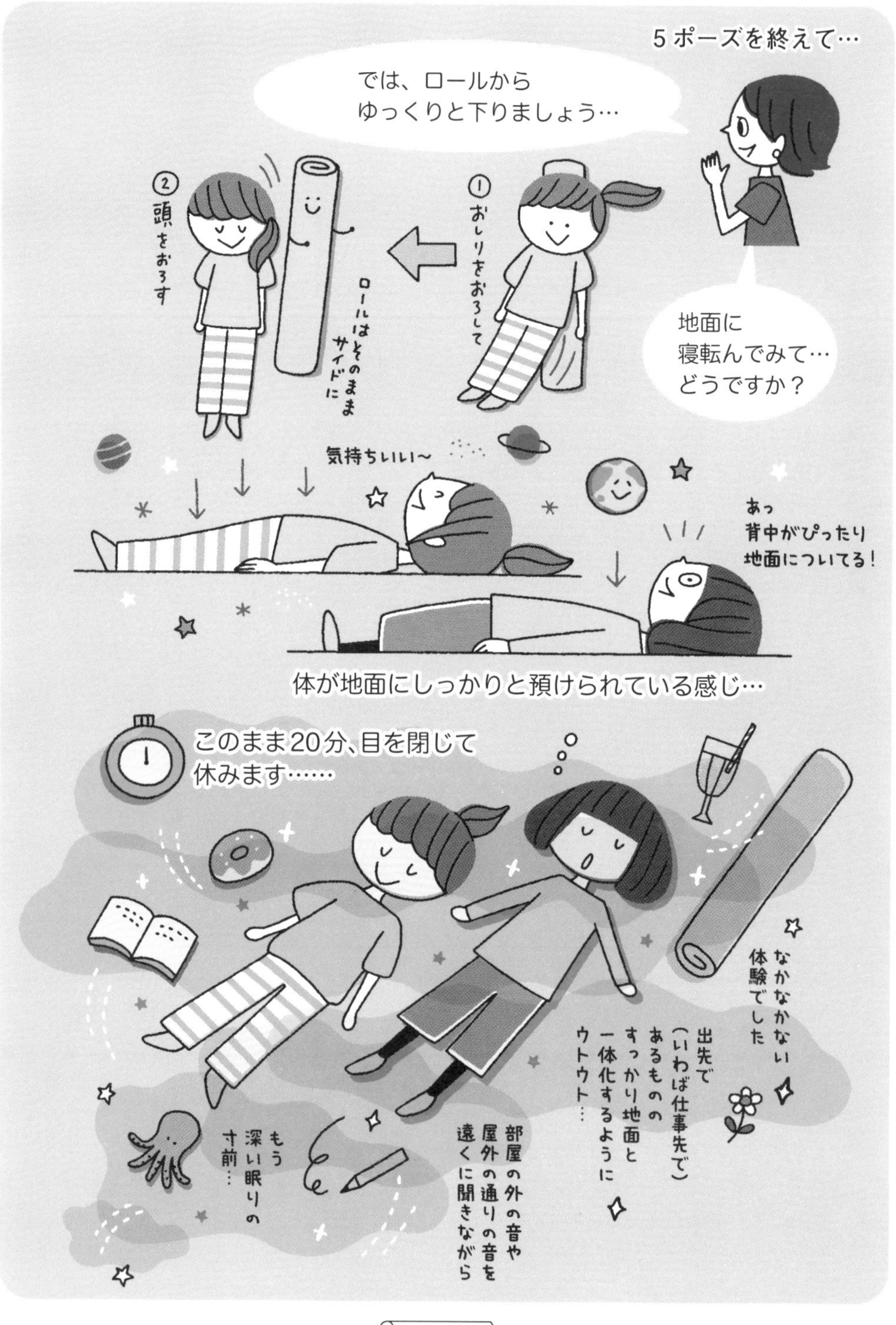
5ポーズを終えて…
では、ロールから
ゆっくりと下りましょう…
①おしりをおろして
②頭をおろす
ロールはそのままサイドに
地面に
寝転んでみて…
どうですか？
気持ちいい～
あっ
背中がぴったり
地面についてる！
体が地面にしっかりと預けられている感じ…
このまま20分、目を閉じて
休みます……
なかなかない体験でした
出先で（いわば仕事先で）あるもののすっかり地面と一体化するようにウトウト…
部屋の外の音や屋外の通りの音を遠くに聞きながら
もう深い眠りの寸前…

20分後、ゆっくりと起き上がります

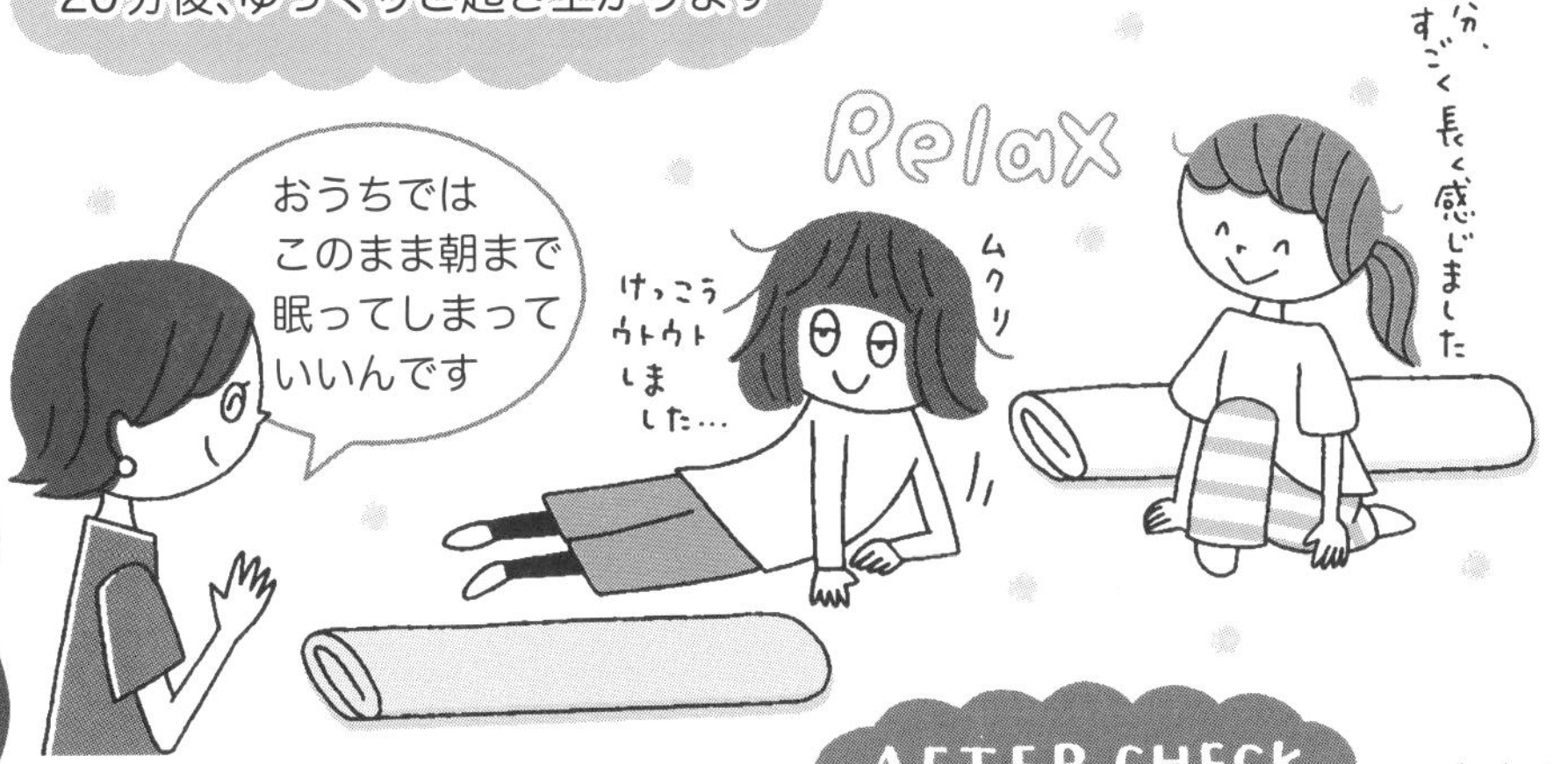
おうちでは
このまま朝まで
眠ってしまって
いいんです
けっこうウトウトしました…
ムクリ
Relax
20分、すごく長く感じました

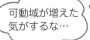

AFTER CHECK

BEFOREチェックと比べます

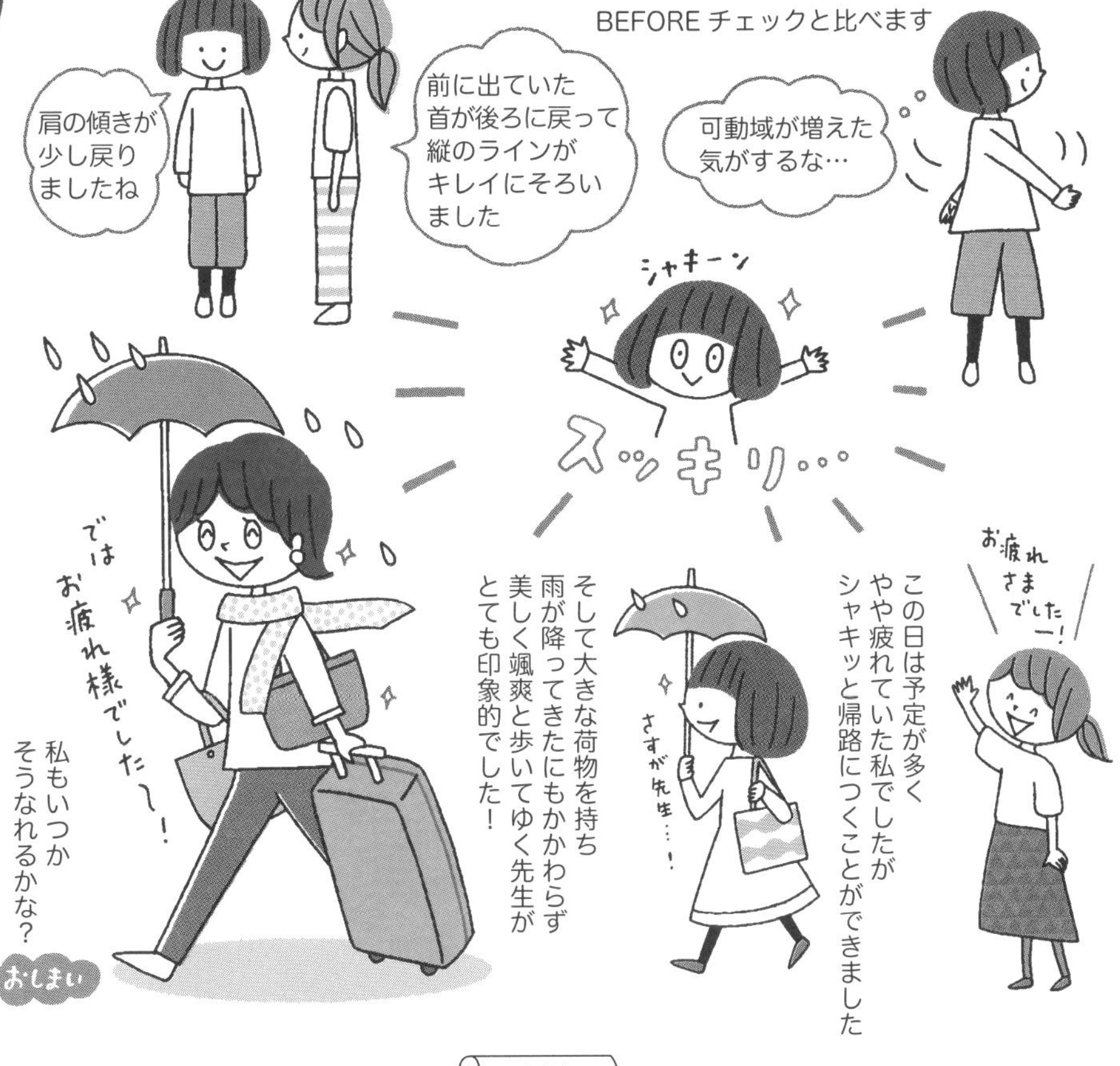
肩の傾きが
少し戻り
ましたね
前に出ていた
首が後ろに戻って
縦のラインが
キレイにそろい
ました
可動域が増えた
気がするな…
シャキーン
スッキリ…
お疲れさまでしたー！
この日は予定が多く
やや疲れていた私でしたが
シャキッと帰路につくことができました
さすが先生…！
そして大きな荷物を持ち
雨が降ってきたにもかかわらず
美しく颯爽と歩いてゆく先生が
とても印象的でした！
ではお疲れ様でした〜！
私もいつか
そうなれるかな？
おしまい

（体験談―①）

「ゴロ寝リセット」で体も心もスッキリ！
長年悩まされていた
腰痛からも解放された

（Sさん 49歳女性）

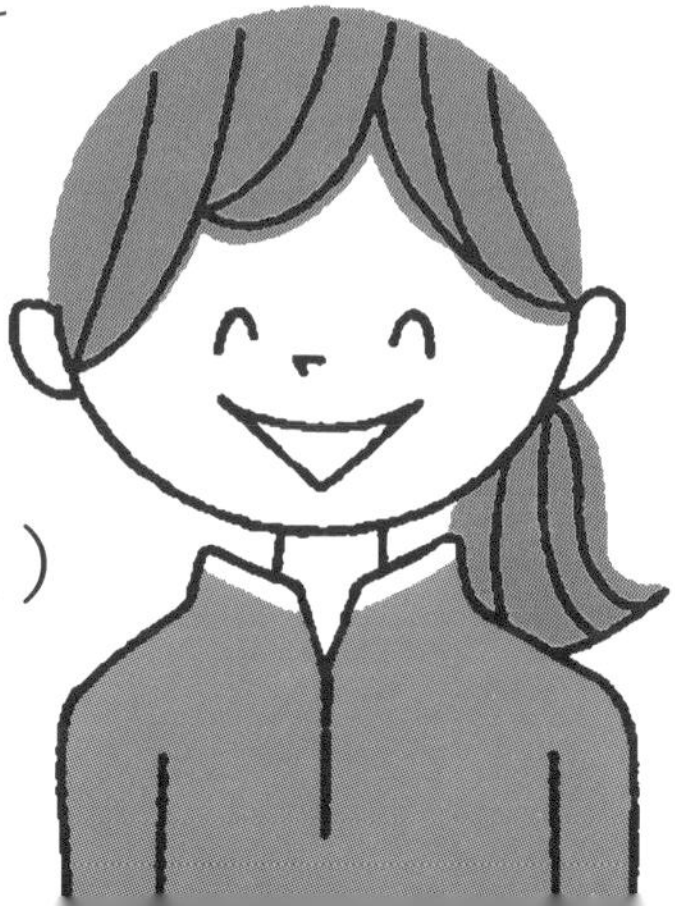

私の仕事は介護士です。利用者さんは寝たきりで全介助を必要とする方が多いため、食事やお風呂、おむつ交換などで寝かせたり起こしたりといった動作を1日中行ないます。もう20年続けているのですが、腰には常に負担がかかり、ひどい腰痛持ちでした。腰痛を改善するために、病院をはじめ、整体や整骨院など良いと聞けばどこにでも行きました。しかし、医者には「最終的には手術するしかない」と言われており、注射や薬で痛みをごまかしながらなんとか毎日を乗りきっている状況でした。

そんな時、偶然行った病院でリハビリをすすめられて出会ったのが、矢間先生です。その頃の私は、慢性的な人手不足による激務から腰痛だけでなく体調も悪く、体も心もボロボロ……。矢間先生に初めて会った時は、歩くのも精一杯で顔色も真っ青。いつ倒れてもおかしくない状態でした。

それでも仕事は待ってくれない。神経は常に高ぶっていて寝付きも悪く、夜勤中に3

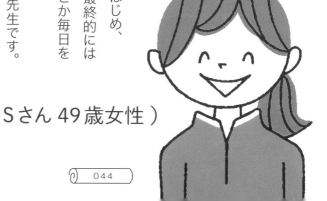

時間ある休憩もまったく眠れないと相談した私に、「夜勤の休憩中に、ゴロ寝リセットをやってみて」と教えてくださったのです。

方法を聞くと、これがすごく簡単。これまであらゆる改善策を試みてきたので、「そんな簡単なことで何か変わるの？」と正直、半信半疑でした。しかし藁にもすがる思いだった私は、早速次の夜勤休憩中に試してみることに。

すると、いびきをかくほどぐっすり眠れてびっくり！　睡眠時間は30分くらいだったのに、深く眠れているからか目覚めてからのスッキリ感も違ったんです。いつもは1回休むとむしろ体がダルくなっていたのですが、全身がゆるんでぐっすり眠れたおかげか、なんだか体が軽い！　**腰痛も和らいでいて、休憩後もシャキッと働けるようになったのです。**ブランケットを丸めたロールの上でゴロゴロしていただけなのに、**「こんなに体が軽いのは何年ぶり!?」**と、もう本当に驚きましたね。

その日、夜勤終わりでいつもならしんどくてたまらないはずなのに、むしろ元気だった私は、退勤後そのままルンルン気分で矢間先生に嬉しい結果を報告しに行ったくらいです。

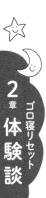

それからというもの、「ゴロ寝リセット」は私の生活になくてはならない習慣になりました。続けていくうちに、やるかやらないかで、体だけでなく心の余裕が違うことにも

気づきました。

以前は余裕がなくて自分のことだけで精一杯。イライラしやすくて、「とにかく仕事が早く終わってほしい」と、そればかり考えていました。でも、「ゴロ寝リセット」を行なうようになってからというもの、私は変わりました。体がゆるんで軽いと、どうやら心もラクになるようで、**少しのことでイライラしなくなったんです。**

仕事時間が前よりも短く感じますし、今では周りの人の仕事を手伝ってから帰るくらいにまで変わりました。職場のみんなにも「ゴロ寝リセット」を教えてあげて、今では多くの人が夜勤の休憩中に行なっています。

「ゴロ寝リセット」は寝る前に行なうのが基本ですが、私は寝起きにも行なっています。体がじんわり温まって広がる感覚は、朝やる気を出すのにもぴったり。頭がスッキリするので、**仕事前に「ゴロ寝リセット」をしてから行くと働きはじめがすごくスムーズなんです。**

私が今でも介護士を続けられているのは、間違いなく「ゴロ寝リセット」のおかげです。お金もかからず、ゴロゴロするだけなのに、私の人生を180度変えてくれた存在です。矢間先生に出会わなければ、今でも〝病院ショッピング〟をしていたかもと考えると恐ろしいですね。「ゴロ寝リセット」を作ってくださった矢間先生には、感謝しかありません。

（体験談－②）

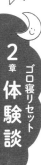

「ゴロ寝リセット」で性格も人生も前向きに！　薬が欠かせなかった不眠症が改善して毎日ぐっすり

私は性格的に考えすぎるところがあり、仕事やプライベートの悩みで常に頭がいっぱいになってしまうタイプ。いつも体がこわばっていて、頭も緊張しているので夜もなかなか眠れず、寝ても寝た気がしないという日々を送っていました。

おまけに、長年の生活習慣から膝の痛みがひどく、出産をきっかけに腰の調子も慢性的に悪い状態。胃腸の調子も悪く、ごはんを食べても味気なく、痩せすぎて周りに心配されるほどでした。

特に腰痛は、日常生活に支障をきたすレベルだったので整形外科に通っていたのですが、東京へ引っ越すことになりお世話になっていた先生と離れてしまったので、引っ越し後はさまざまな整形外科へ通って相性の良い病院を探していました。

しかし、なかなか良い病院に出会えず、1年くらい悩んでいた頃、たまたまオープンしたての病院に行ったところ、リハビリで紹介されたのが矢間先生でした。

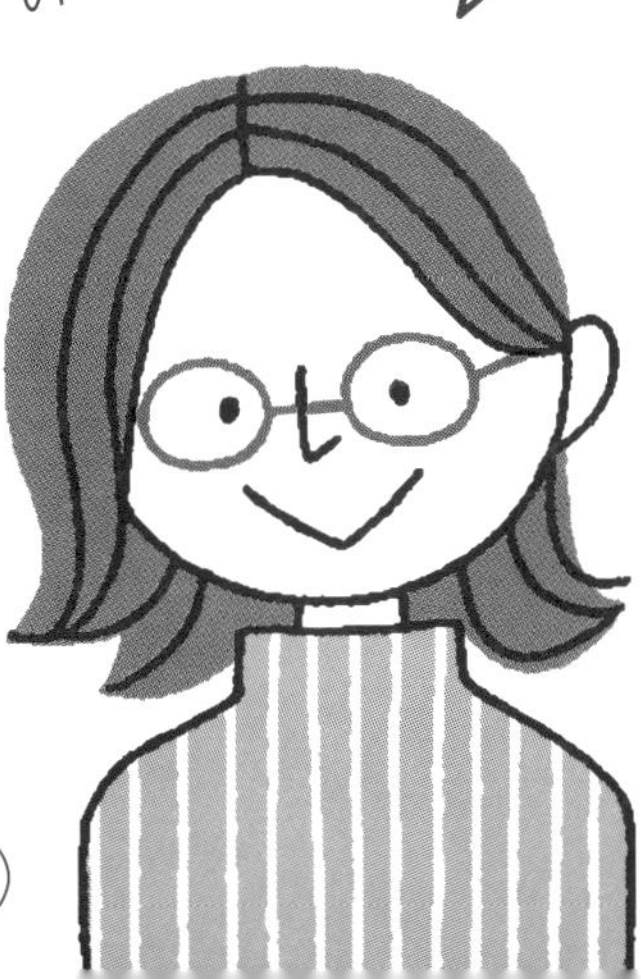

（Yさん 58歳女性）

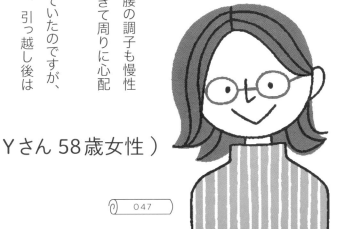

矢間先生は「腰が痛い」という私の話を丁寧に聞いてくださり、時間をかけて全身をくまなくチェックしてくださいました。そこで「調子が悪いのは腰だけじゃないでしょ？」とズバリ当てられ、全身の緊張感や呼吸の浅さから、不眠や食の細さなど日常生活における慢性的な不調まで指摘されました。

運命の出会いを感じた私は、その病院で矢間先生にお世話になりたいと強く思ったのですが、お話を聞くと、矢間先生はもうすぐ病院を退職されるとのこと。しかし、私のようになんとなくずっと調子が悪い人を対象に、ボディメンテナンスのクラスを開催されるとのことだったので、迷わず「参加します！」と伝えたのです。

そこで初めて出会ったのが、矢間先生が考案された「ゴロ寝リセット」です。難しい動きは一切なく、終始「がんばらないでください」と言われるので、普段がんばりすぎる私は思わず拍子抜け。正直、ただダラダラするだけで体の調子が良くなるとはとても思えませんでした。

しかし終了後、帰宅している途中でなんだか体が軽いことに気づきました。**普段膝が痛くて重い足がふわりと軽く、サクサク歩けるのです。**それだけでも驚きだったのに、なんだか気持ちがリラックスしていて家に着くと自然と眠気が。**眠れずに飲んでいた薬も使うことなく、その日は朝までぐっすり眠れたのです。**こんな感覚は本当に久しぶりで、体と心が「ゆるむ」という感覚を身をもって実感することができたことに喜びと同時に、自信もわきました。

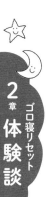

それからというもの、ほぼ毎日欠かさず「ゴロ寝リセット」を行なうようになった私。1年くらい続けた結果、今では腰や膝の痛みがなくなり、肩コリも楽になりました。

性格にも変化があって、**すごく前向きになったと思います**。友だちにも「感情の波がなくなったね」と言われるようになりましたし、「ゴロ寝リセット」を始める前の私では躊躇して絶対に無理だったイタリア旅行にも行ったんですよ！　「ゴロ寝リセット」は体を元気に整えてくれただけでなく、性格と人生まで変えてくれました。

私が思う「ゴロ寝リセット」の一番の魅力は、やはり簡単であることだと思います。もしも「ゴロ寝リセット」の動作が複雑だったら、当時の私は「大きな一歩」と身構えてしまって、挑戦すらしなかったかもしれません。

でも、手軽で生活習慣のなかに取り込みやすかったので、ボロボロの私でも生活の延長として一歩を踏み出すことができました。そしてコツコツ積み重ねていくことで、**「やれば変わる」ということを心身ともに実感できました**し、自信にもつながりました。

今ではあの頃の私が嘘のよう！　これからも毎日「ゴロ寝リセット」を続けて、仕事に趣味に人生を楽しみ尽くしたいと思っています。

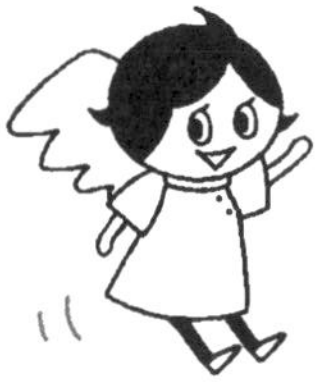

ゴロ寝リセット!

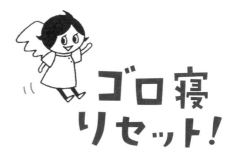

3章
どうして
ぐっすり眠れる
体になるの？

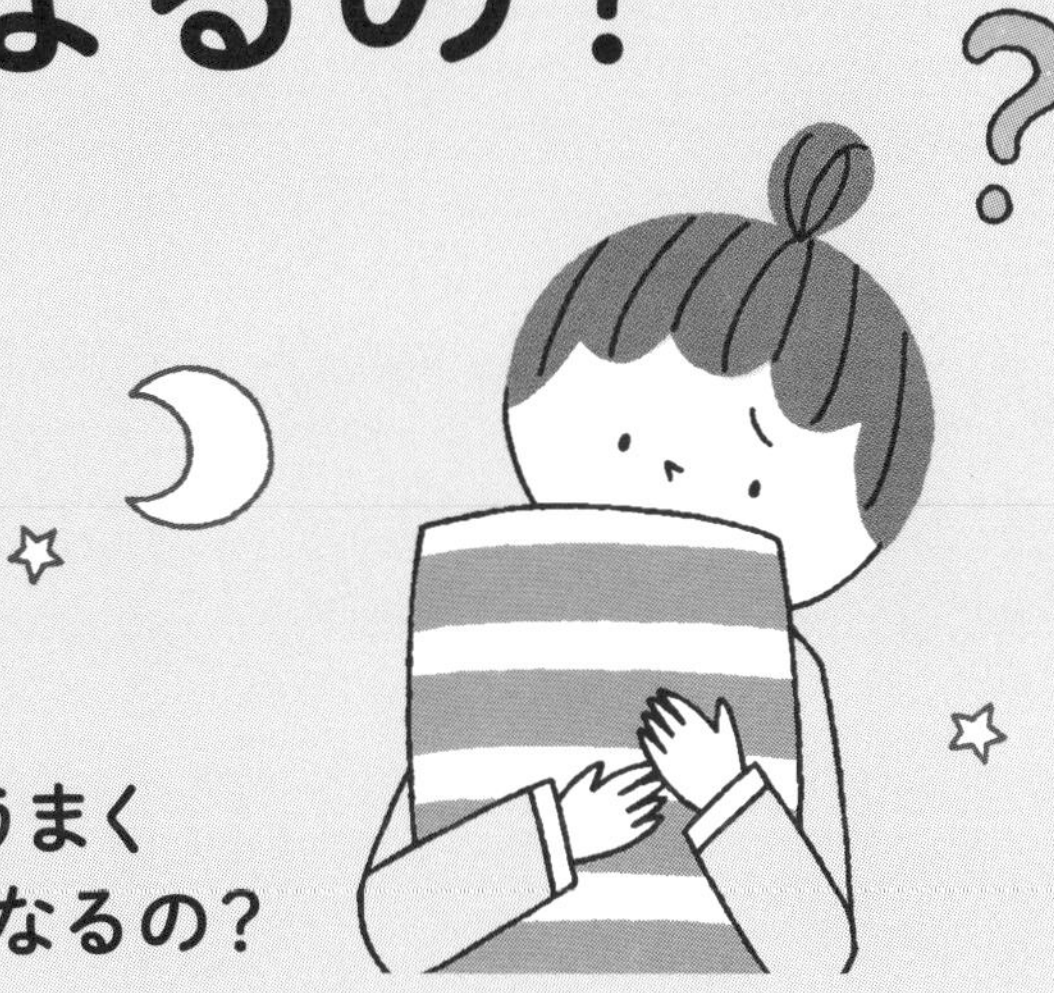

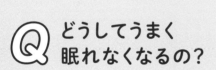

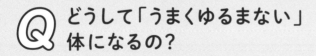

Q どうしてうまく
眠れなくなるの？

Q どうして「うまくゆるまない」
体になるの？

Q なぜブランケットロールに
ゴロ寝するだけで
睡眠の質が良くなるの？

Q どうしてうまく眠れなくなるの？

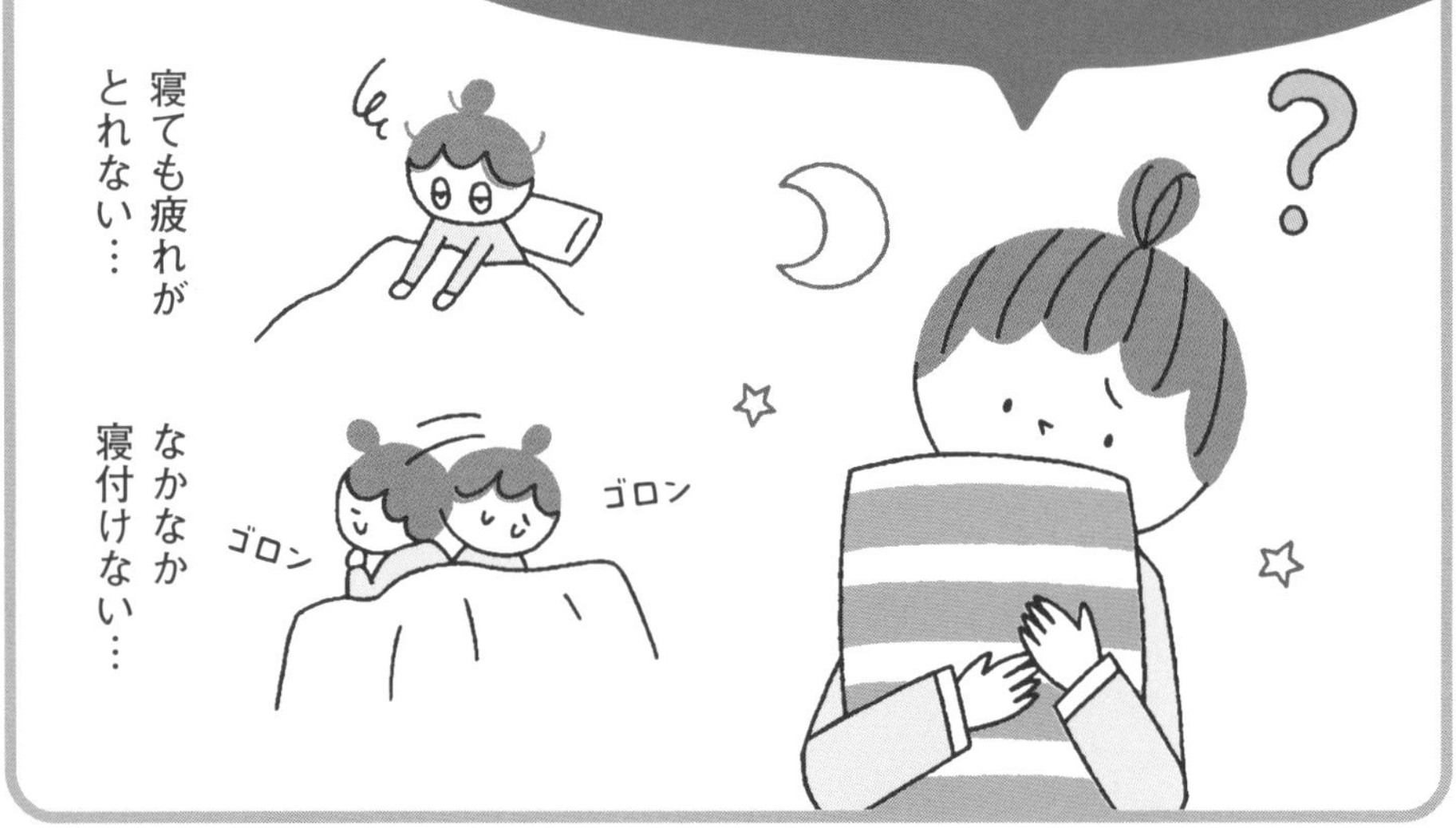
寝ても疲れがとれない…
なかなか寝付けない…
ゴロン
ゴロン

A 体がうまくゆるまなくなっているから！

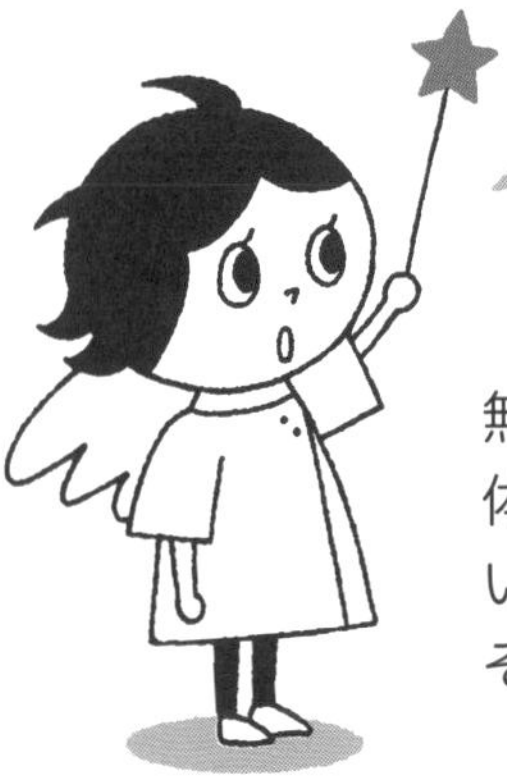

無意識のうちに
体に余計な力が入って
いつもカタくこわばった体になっているの。
そうするとうまく眠れなくなるわ。

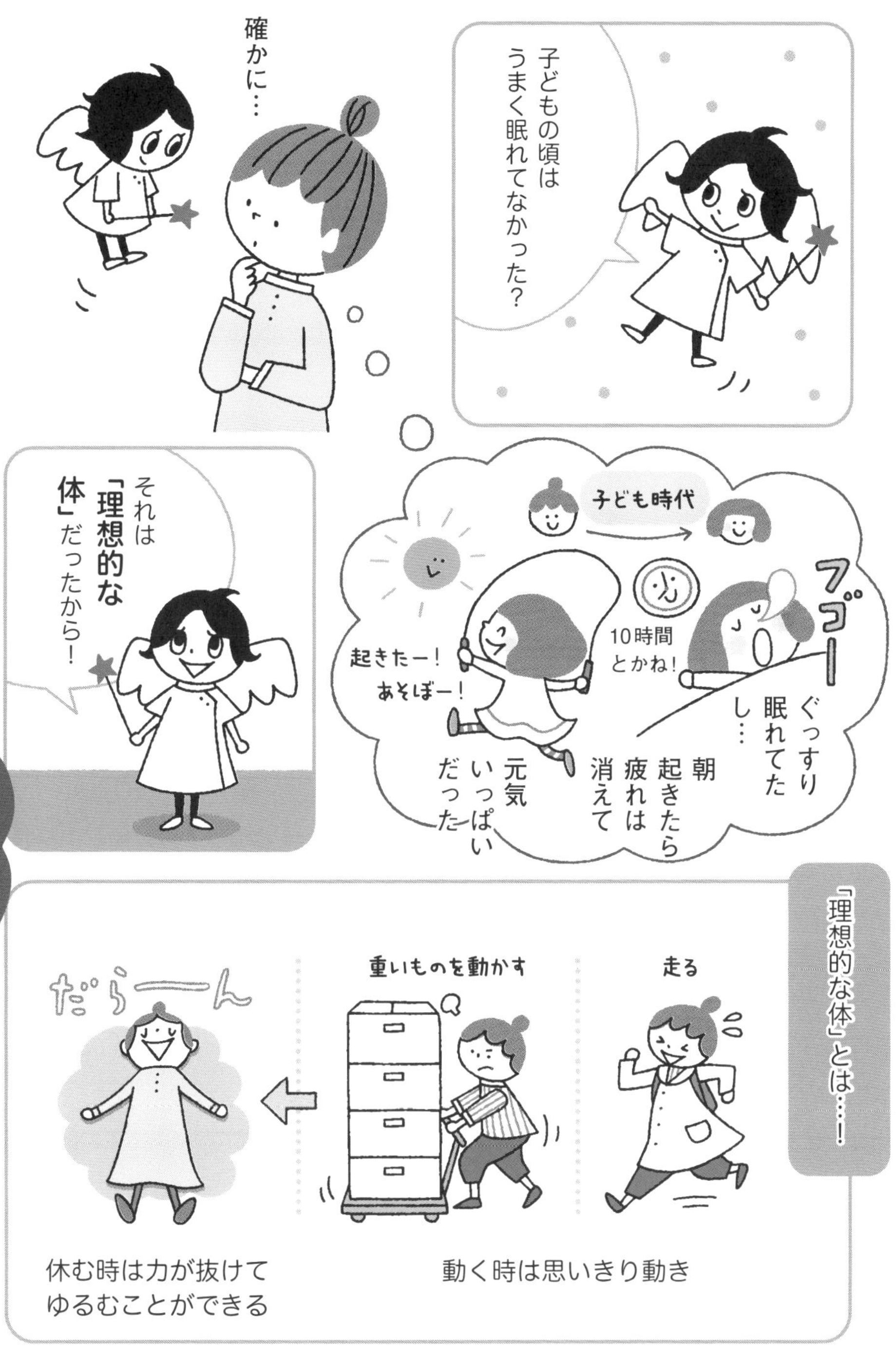
子どもの頃は うまく眠れてなかった?
確かに…
子ども時代
ぐっすり眠れてたし…
朝起きたら疲れは消えて
元気いっぱいだった
フゴー
10時間とかね!
起きたー! あそぼー!
それは「理想的な体」だったから!
「理想的な体」とは…!
走る
重いものを動かす
だら〜ん
動く時は思いきり動き
休む時は力が抜けてゆるむことができる

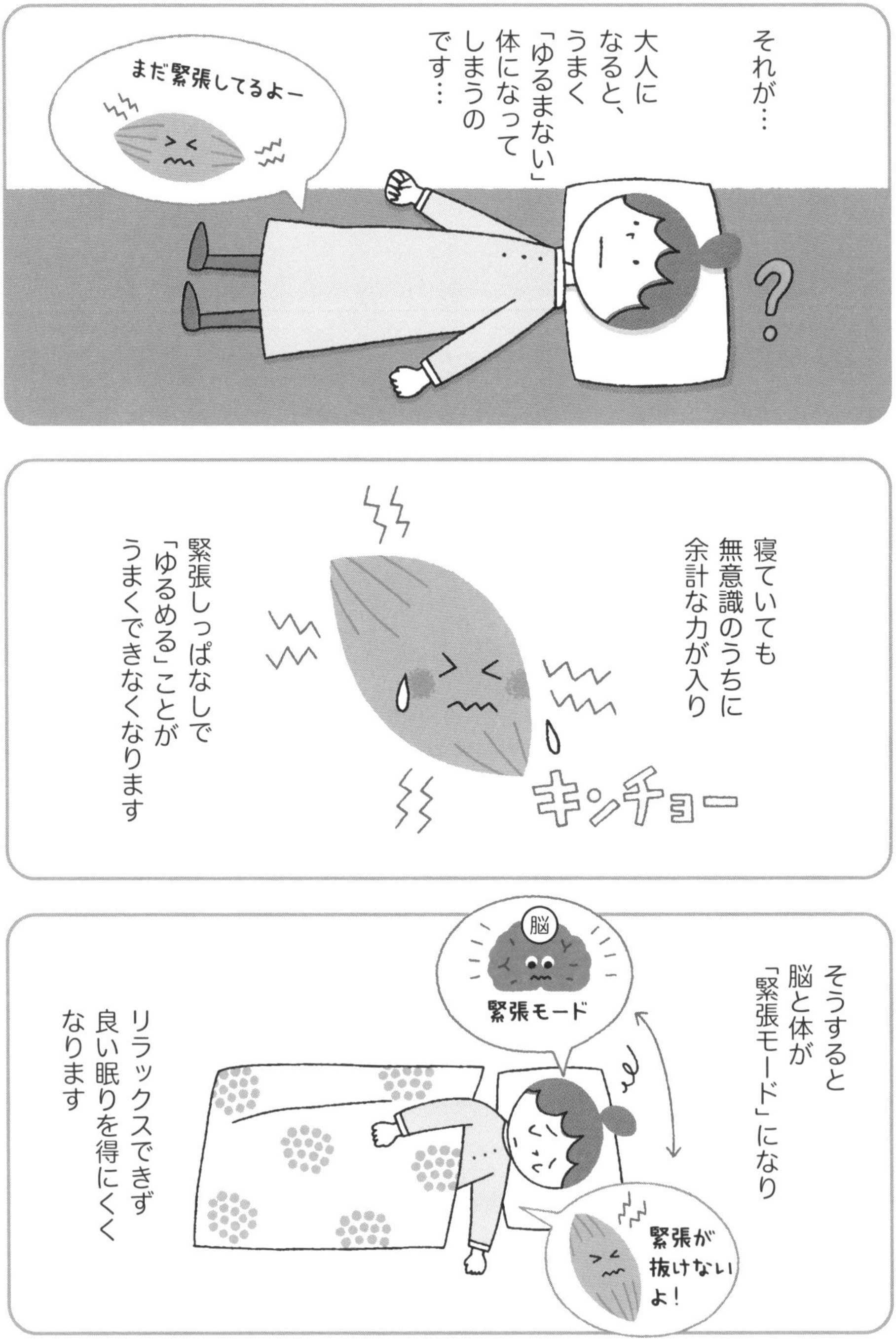

それが…
大人になると、うまく「ゆるまない」体になってしまうのです…
まだ緊張してるよー
寝ていても無意識のうちに余計な力が入り
緊張しっぱなしで「ゆるめる」ことがうまくできなくなります
キンチョー
そうすると脳と体が「緊張モード」になり
リラックスできず良い眠りを得にくくなります
脳
緊張モード
緊張が抜けないよ!

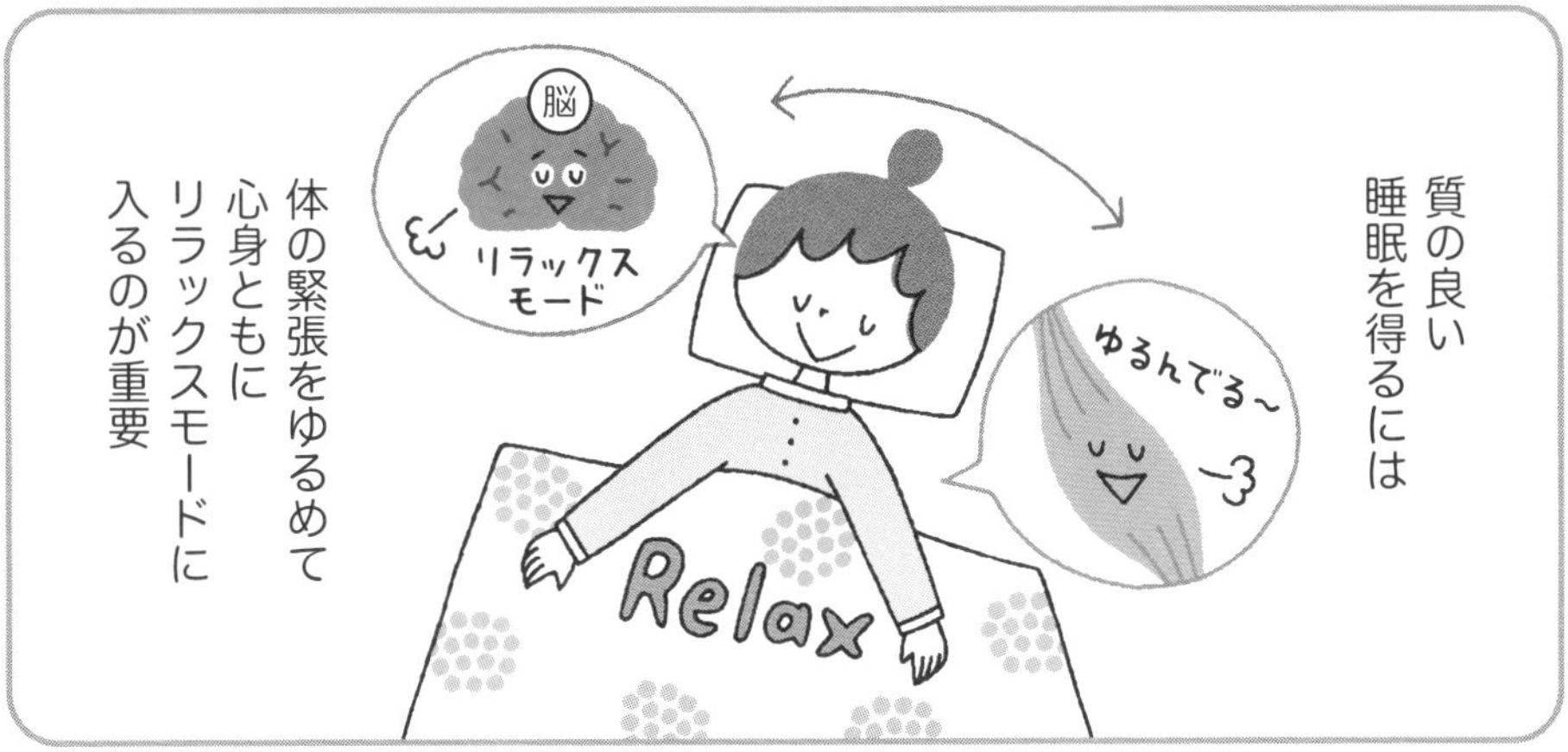
質の良い睡眠を得るには
ゆるんでる～
脳
リラックスモード
体の緊張をゆるめて心身ともにリラックスモードに入るのが重要
Relax

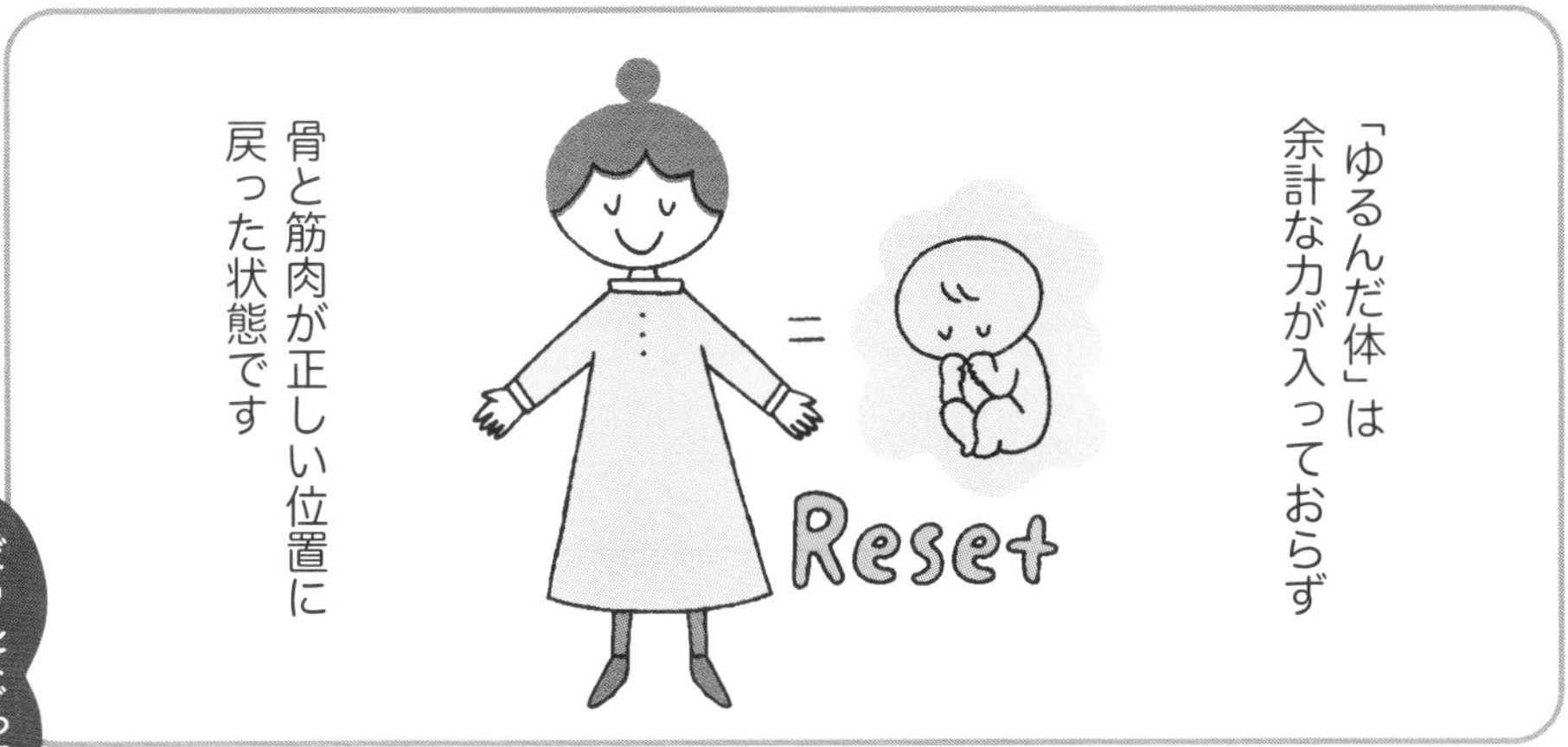
「ゆるんだ体」は余計な力が入っておらず
=
Reset
骨と筋肉が正しい位置に戻った状態です

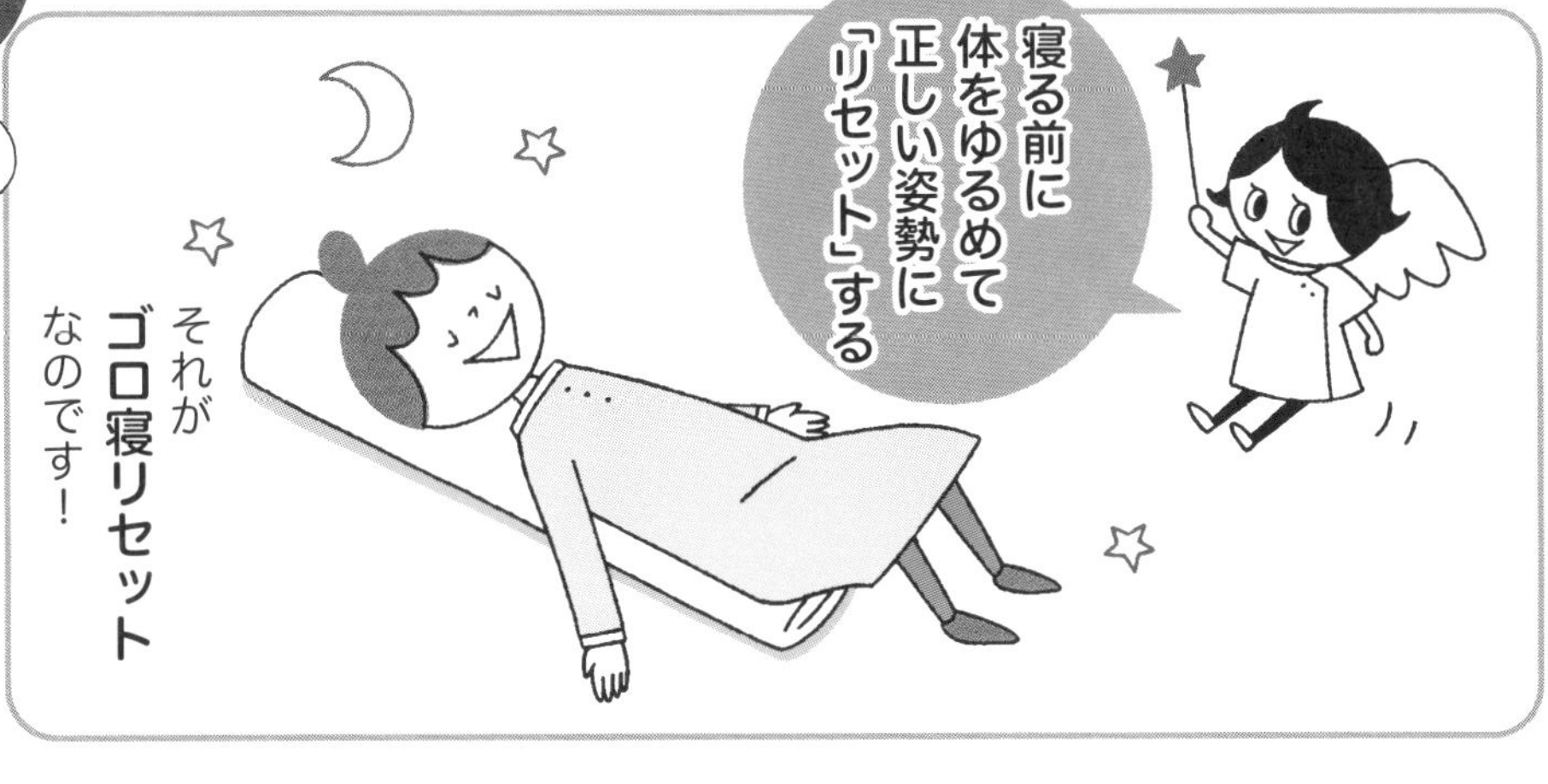
寝る前に体をゆるめて正しい姿勢に「リセット」する
それが**ゴロ寝リセット**なのです！

Q どうして「うまくゆるまない」体になるの？

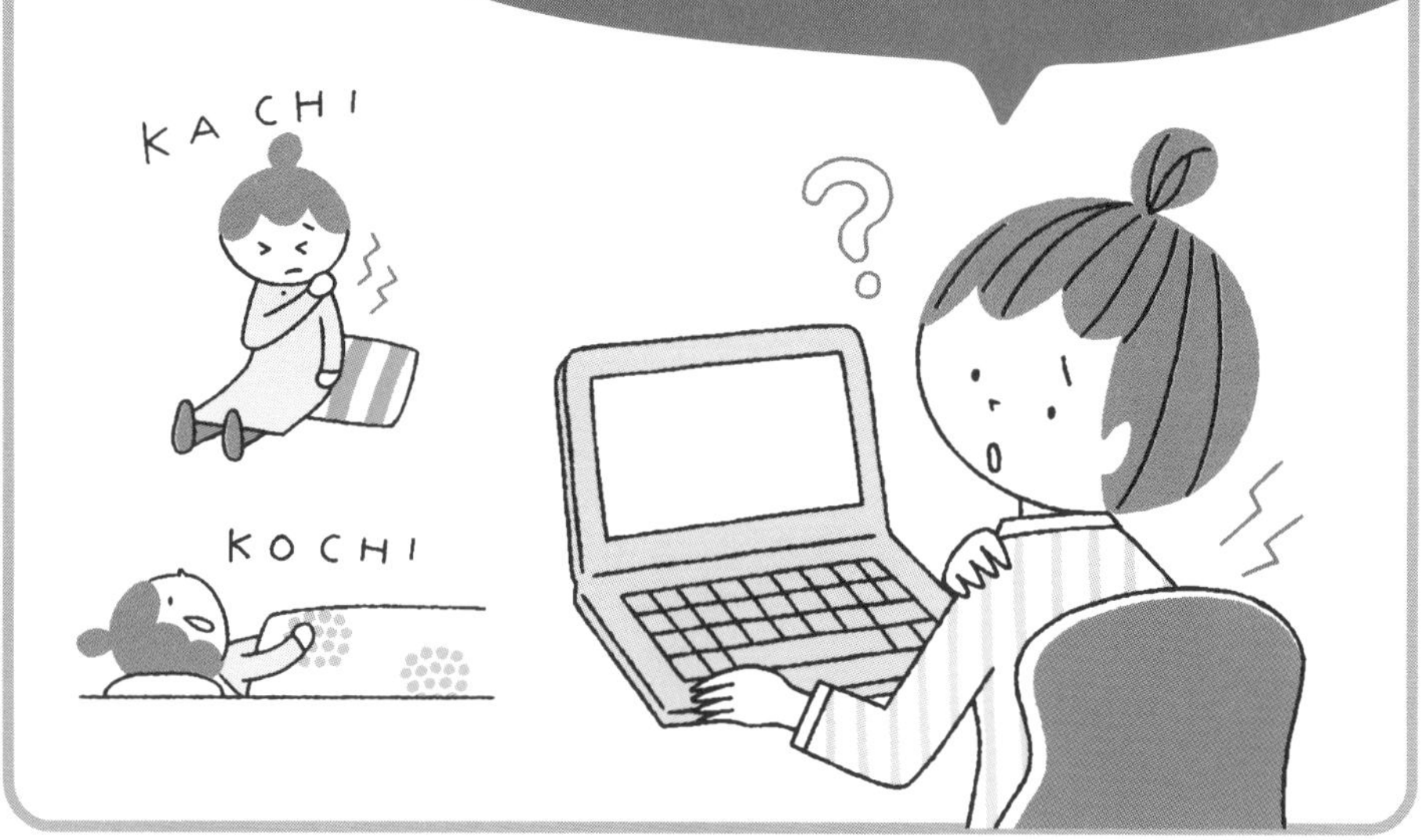

A 筋肉はゆるむのがヘタクソだから！

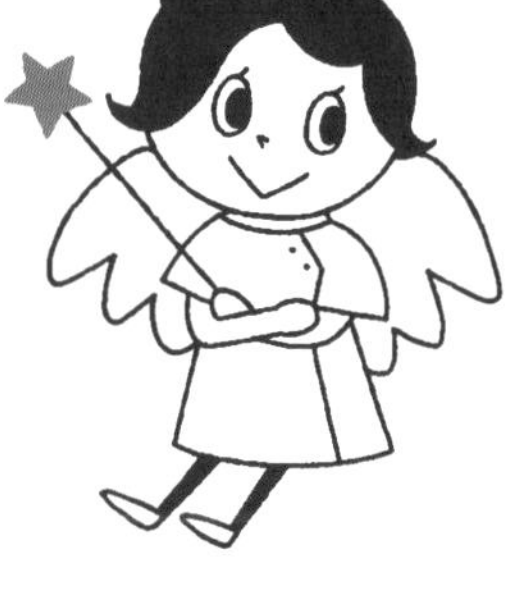

日中の
“姿勢の悪さ”も原因よ！

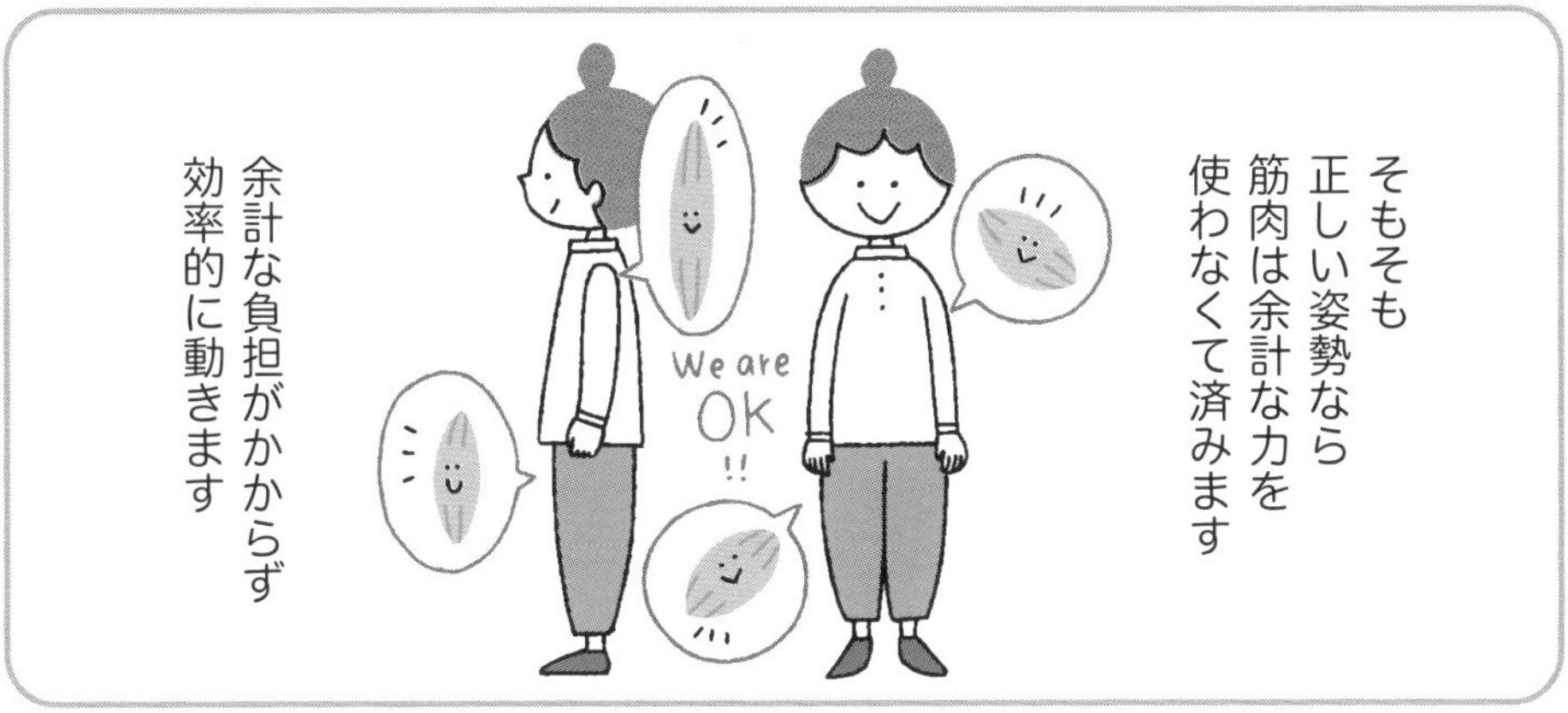
そもそも
正しい姿勢なら
筋肉は余計な力を
使わなくて済みます
We are OK !!
余計な負担がかからず
効率的に動きます

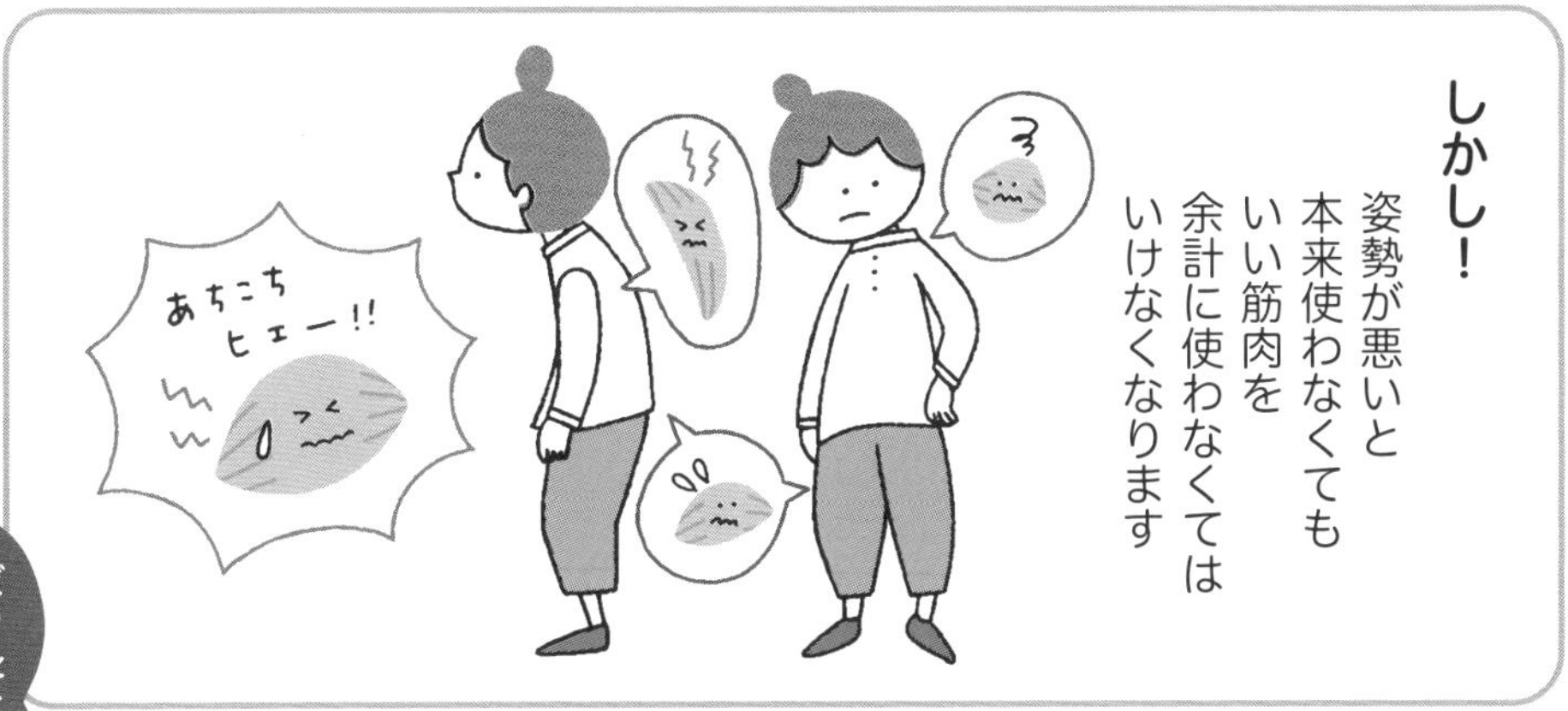
しかし!
姿勢が悪いと
本来使わなくても
いい筋肉を
余計に使わなくては
いけなくなります
あちこち ヒエー!!

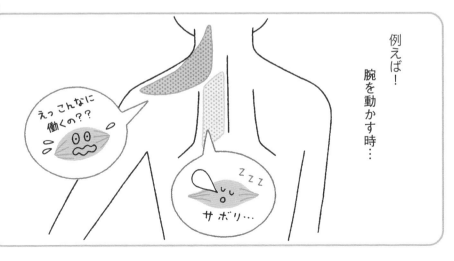

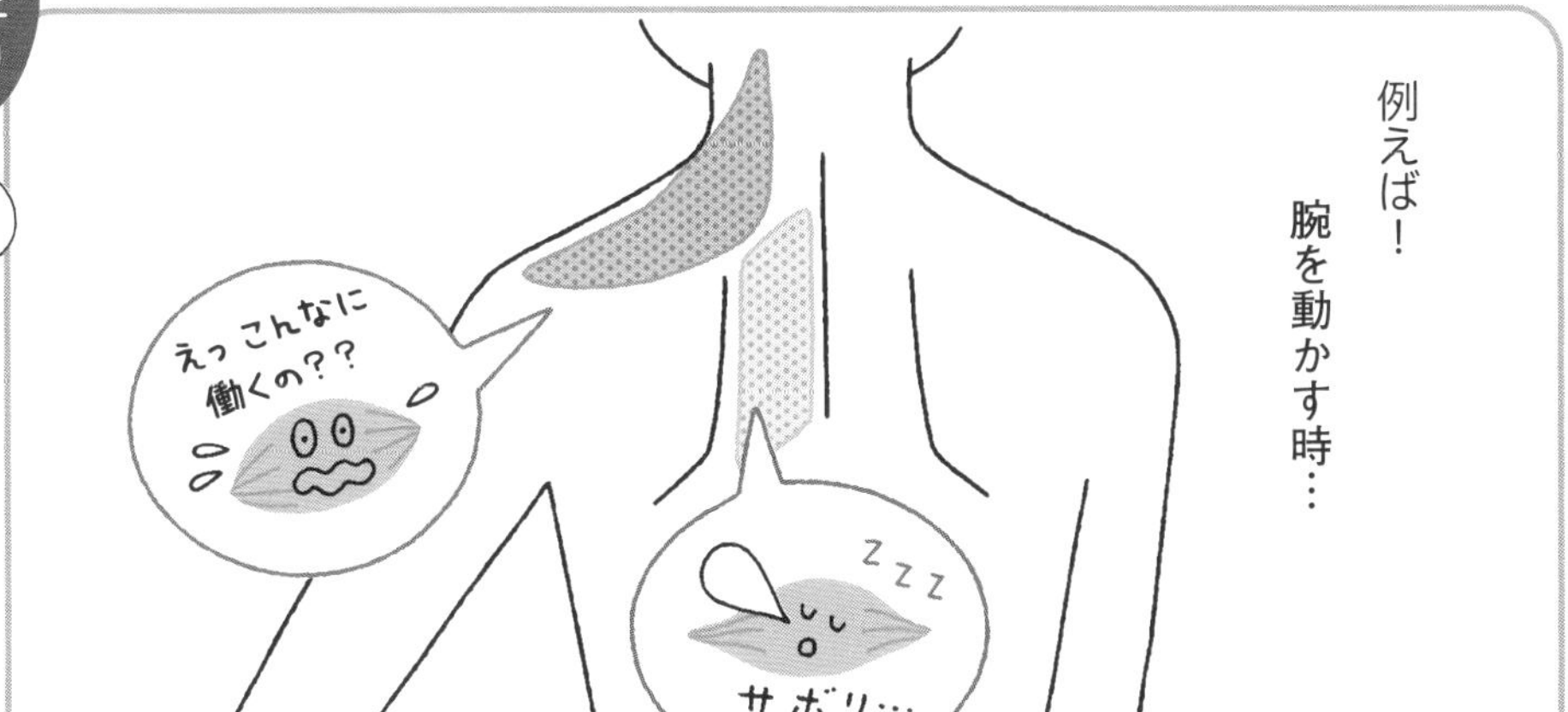
例えば!
腕を動かす時…
えっこんなに働くの??
ZZZ
サボリ…

本来、良い状態の筋肉は…
ぎゅううううぅ
縮む
ゆる～～～
元に戻る
そして、筋肉は「縮む・力を入れる」ことは得意ですが、「力を抜く」ことはヘタクソです
ぎゅううううぅ
あ、あれ？
元に戻りきらない…
そう、筋肉は「ゆるむのがヘタクソ！」
これが積み重なると「ゆるまない体」＝カタく、緊張が抜けない体になっていきます
緊張が解けないよ～
眠れない…
また、サボっている筋肉は衰えて動かなくなっていきます
フゴー
脳
仕事だぞー！
指令
ハッ
え…？ あ、はい…
脳
しっかりー！
よぼ よぼ
縮まない…

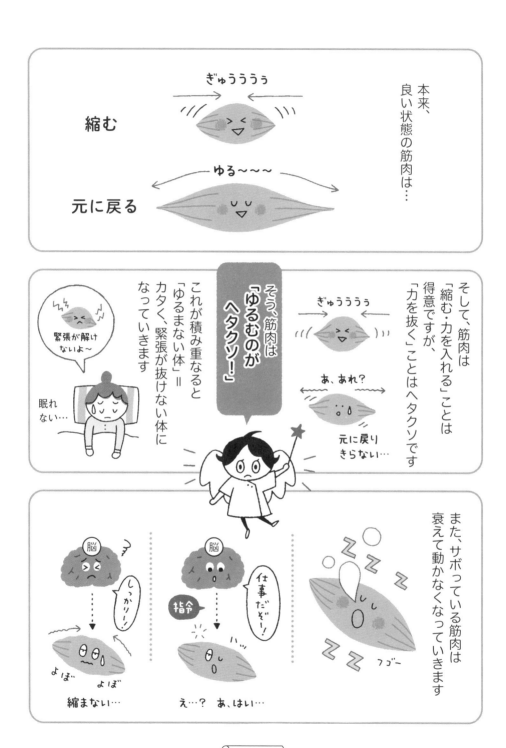

本来働くべき
筋肉がサボると
そこまでがんばらなくても
よかったはずの筋肉が
がんばりすぎる
ことになります

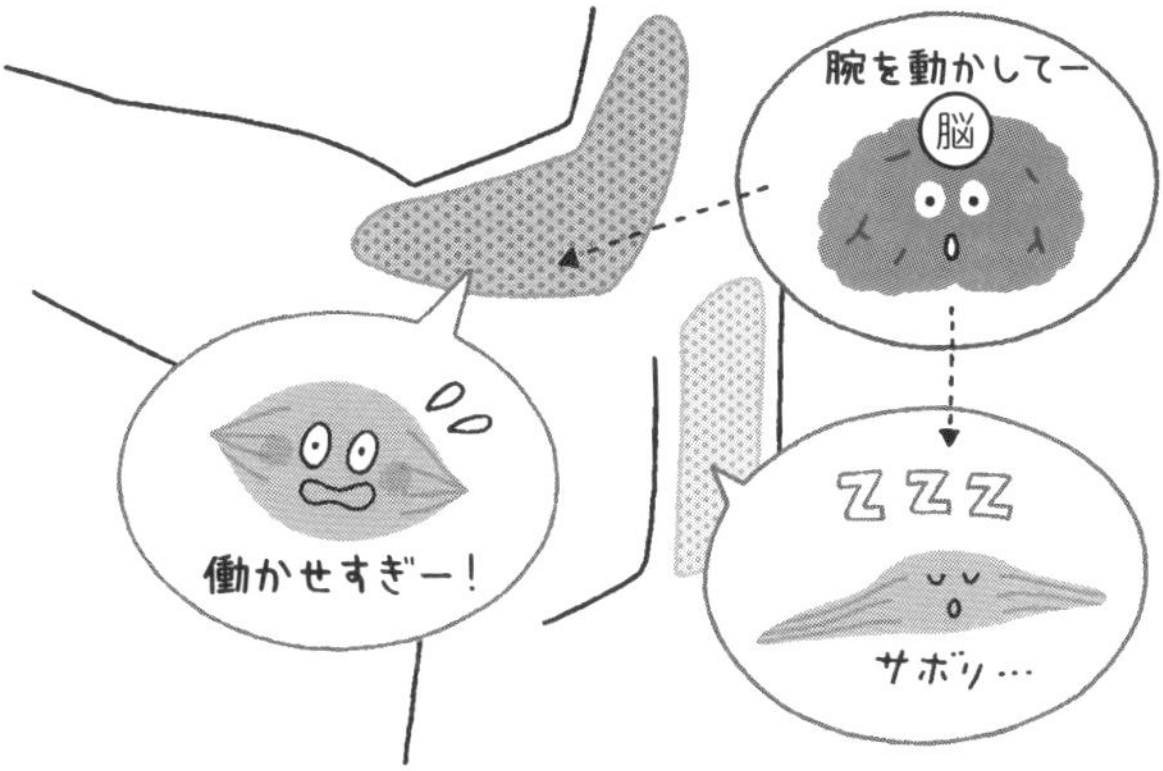
腕を動かしてー
脳
ZZZ
サボり…
働かせすぎー！

それが首コリ・肩コリに
つながります

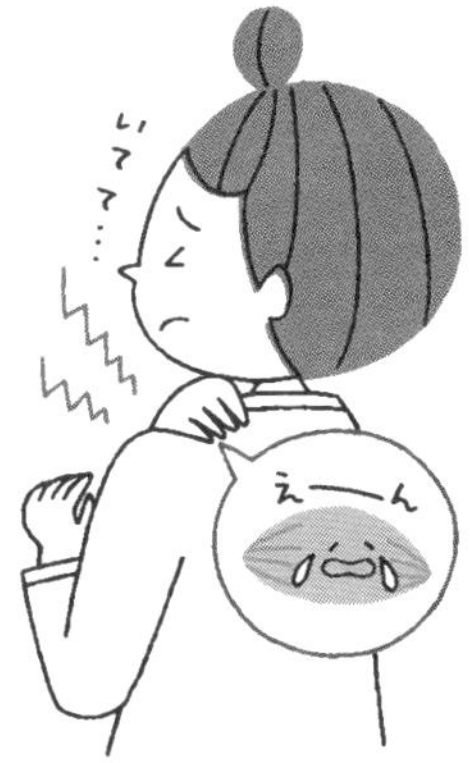
いてて…
えーーん

日中の姿勢の悪さでも
同じことになります

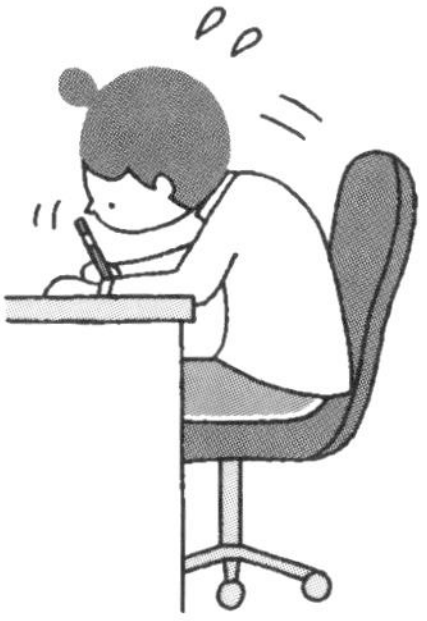

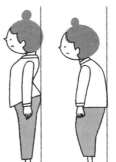

同じ姿勢をとり続ける
ことによって
同じ筋肉を使いすぎたり、
また、サボる筋肉が
生まれてしまいます

そうしてできた
「筋肉のクセ」は
「体のクセ」
「動きのクセ」となって…

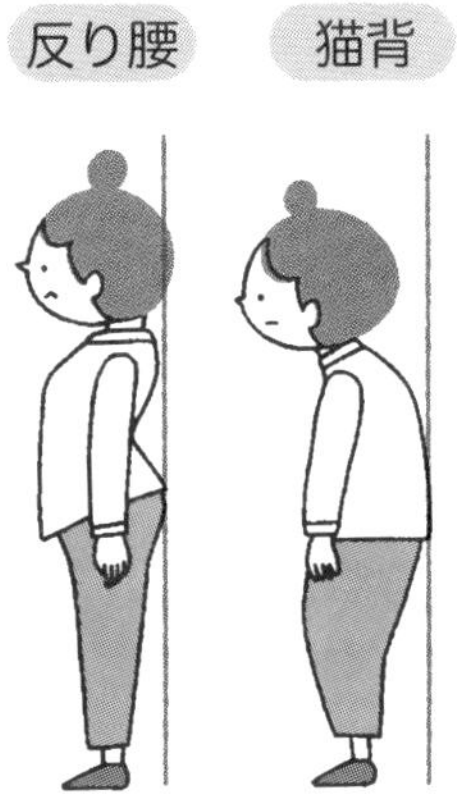
猫背
反り腰

「悪い姿勢」が習慣化します

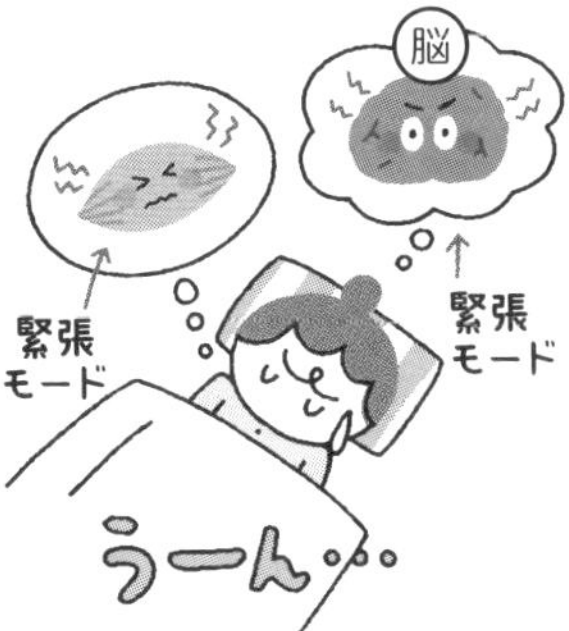
脳
緊張モード
緊張モード
うーん…

悪い姿勢のまま
元に戻らない＝「ゆるまない」
体のできあがりです

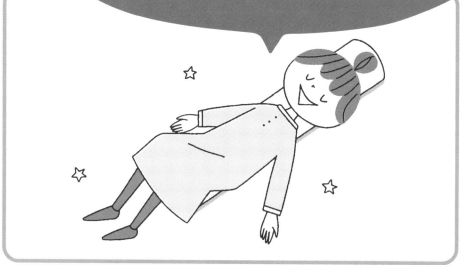

Q なぜブランケットロールにゴロ寝するだけで睡眠の質が良くなるの？

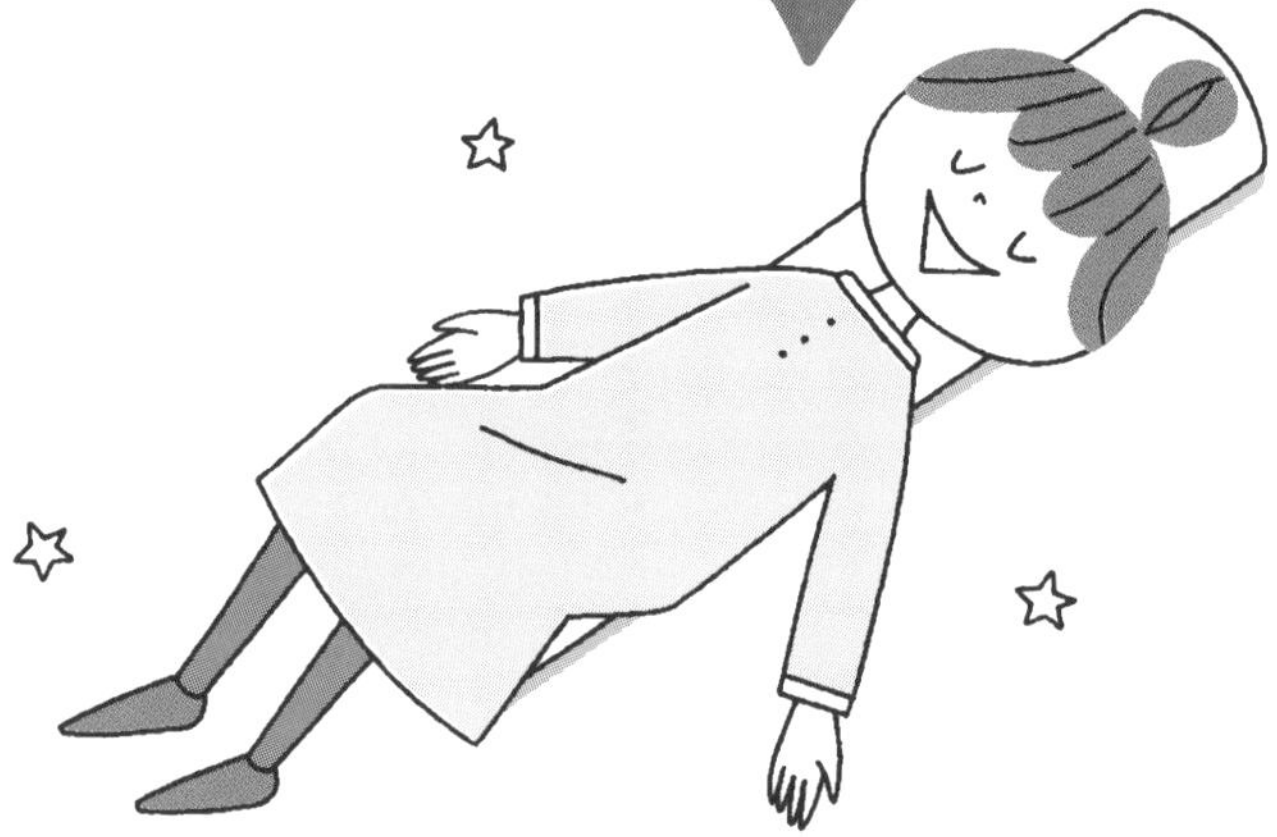

A 正しい姿勢にリセットされるから！

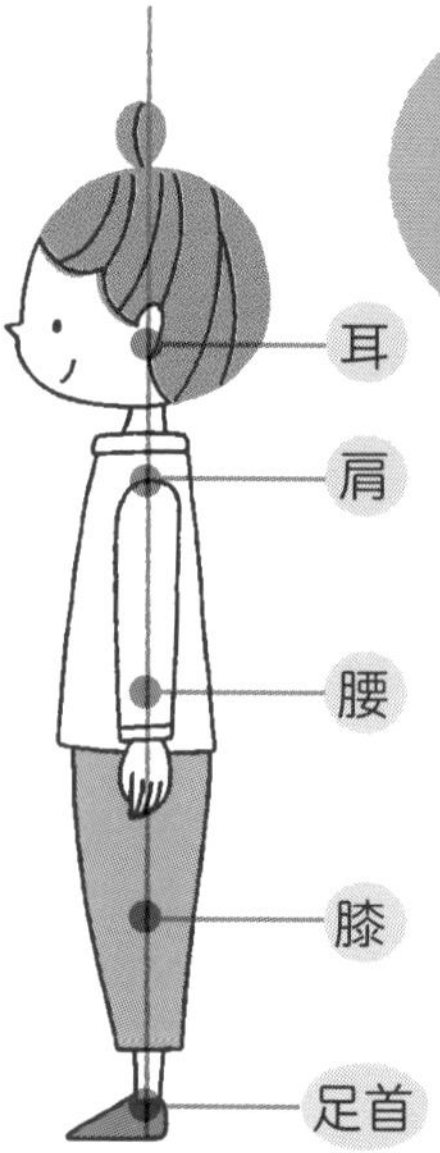

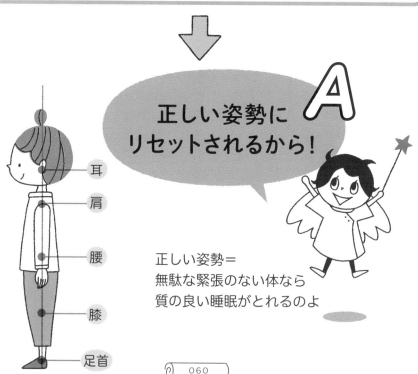

正しい姿勢＝
無駄な緊張のない体なら
質の良い睡眠がとれるのよ

正しい姿勢で眠ると…

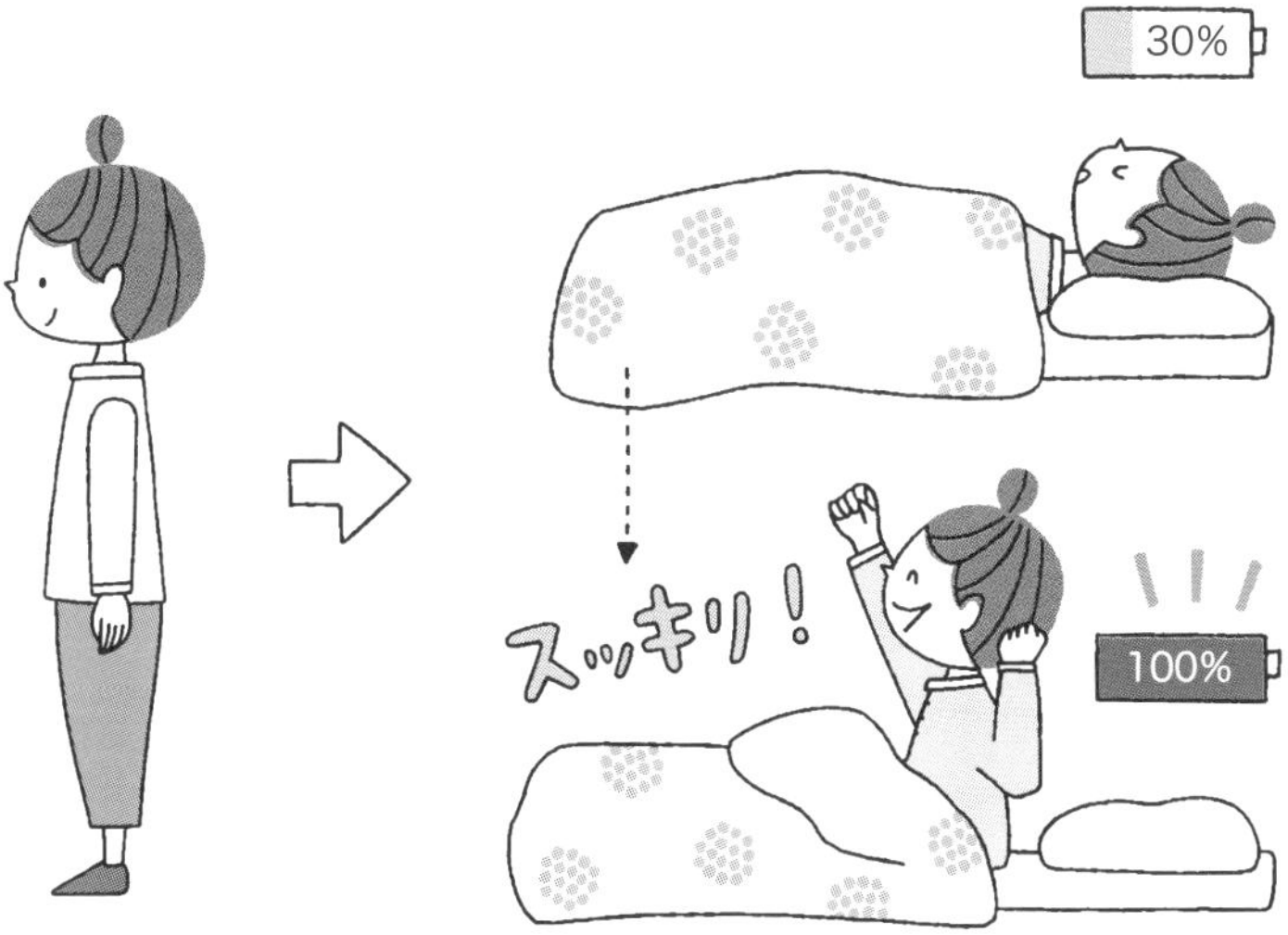
30%
スッキリ！
100%

悪い姿勢のまま眠ると…

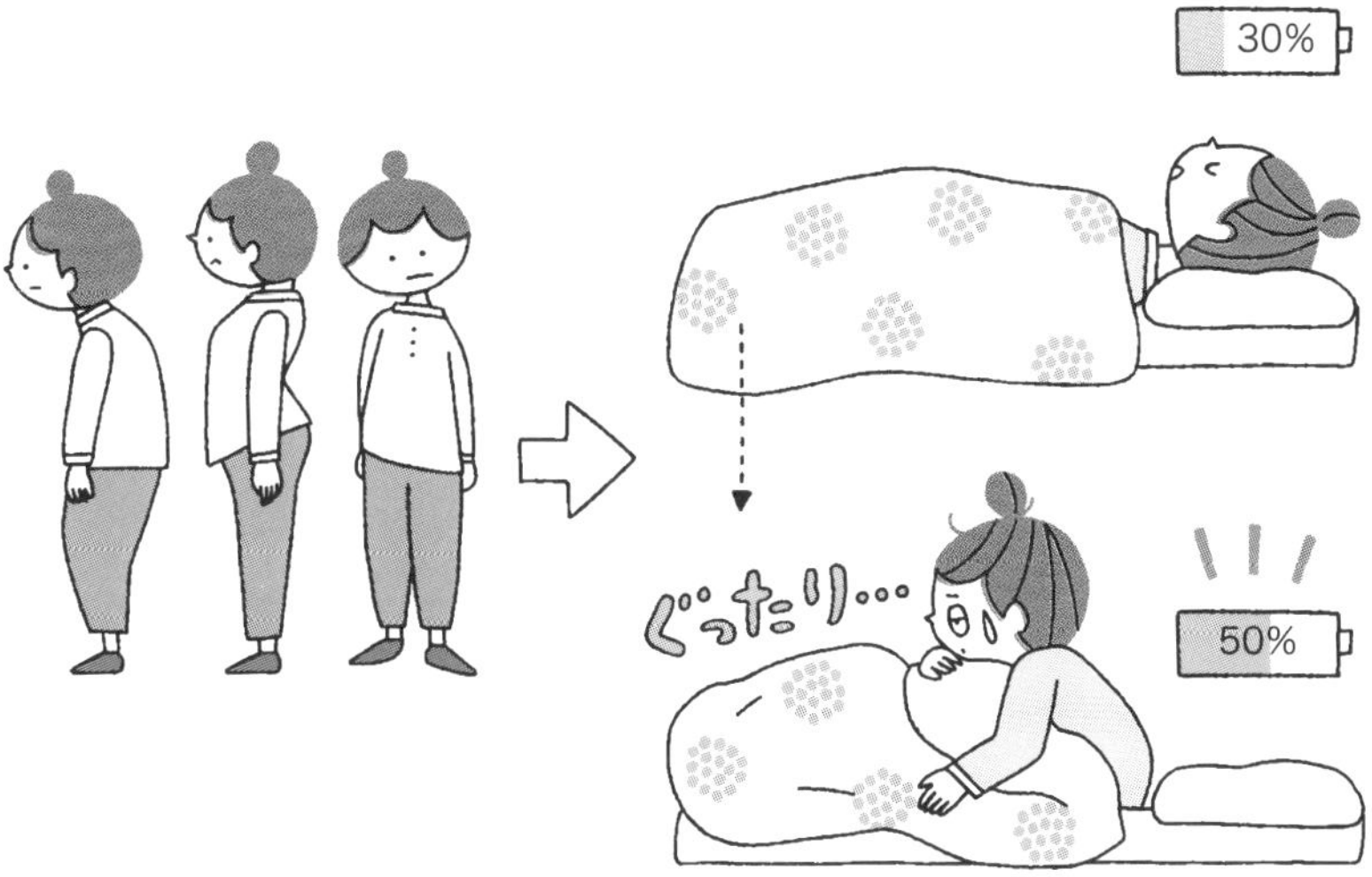
30%
ぐったり…
50%

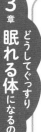

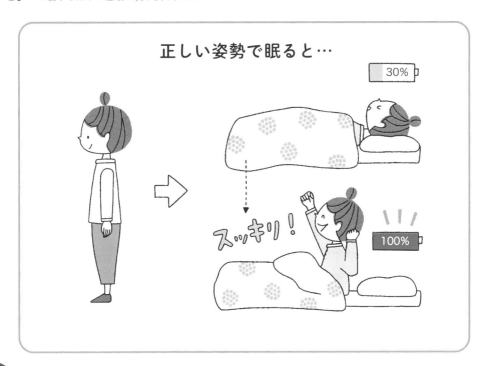

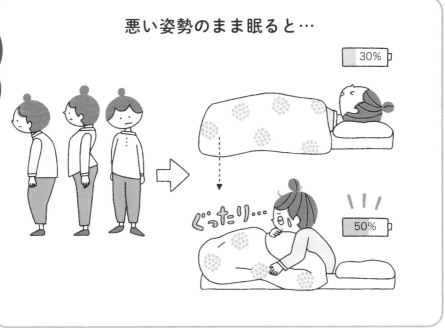

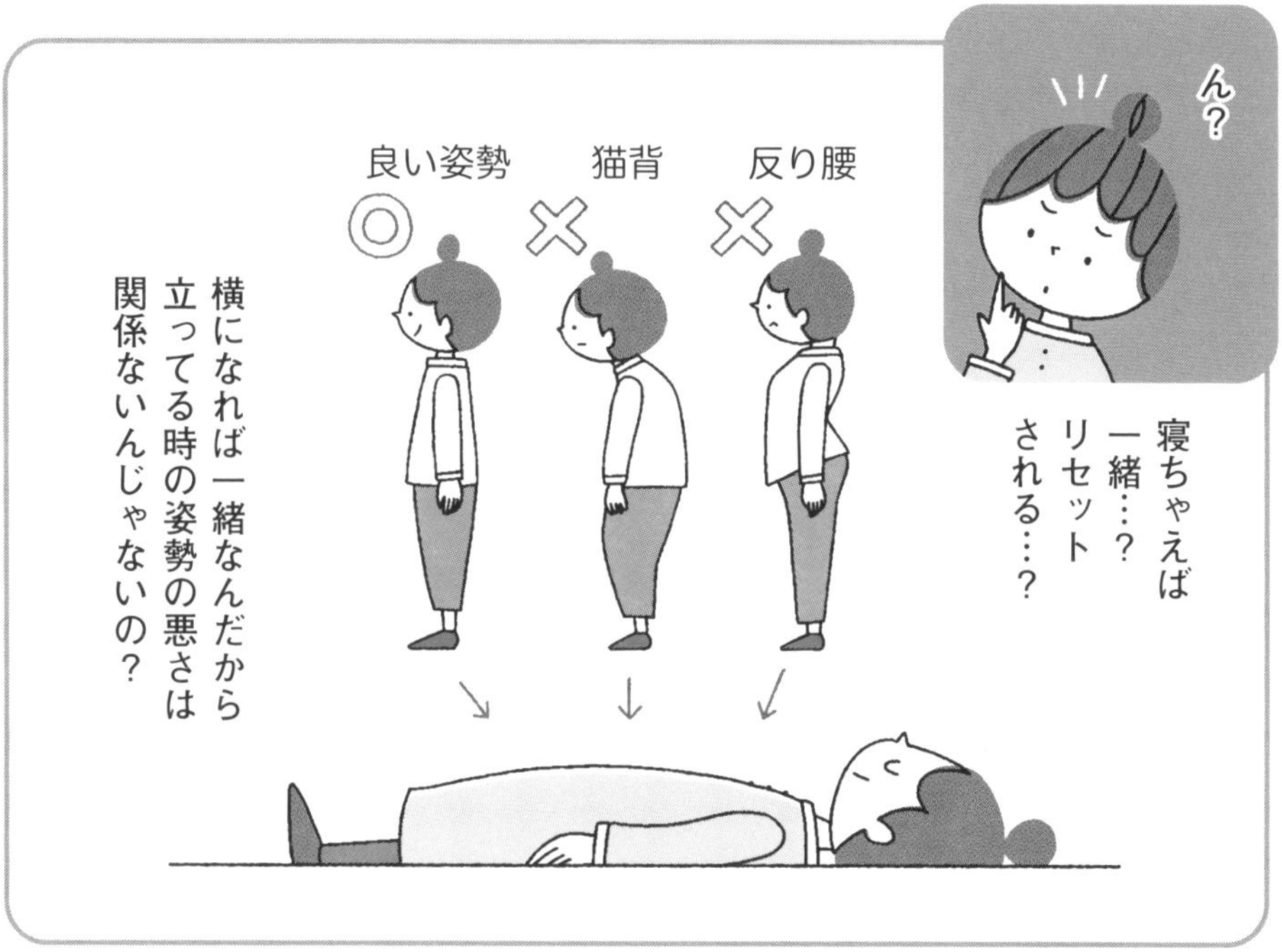
ん?
寝ちゃえば一緒…? リセットされる…?
良い姿勢
猫背
反り腰
横になれば一緒なんだから立ってる時の姿勢の悪さは関係ないんじゃないの?

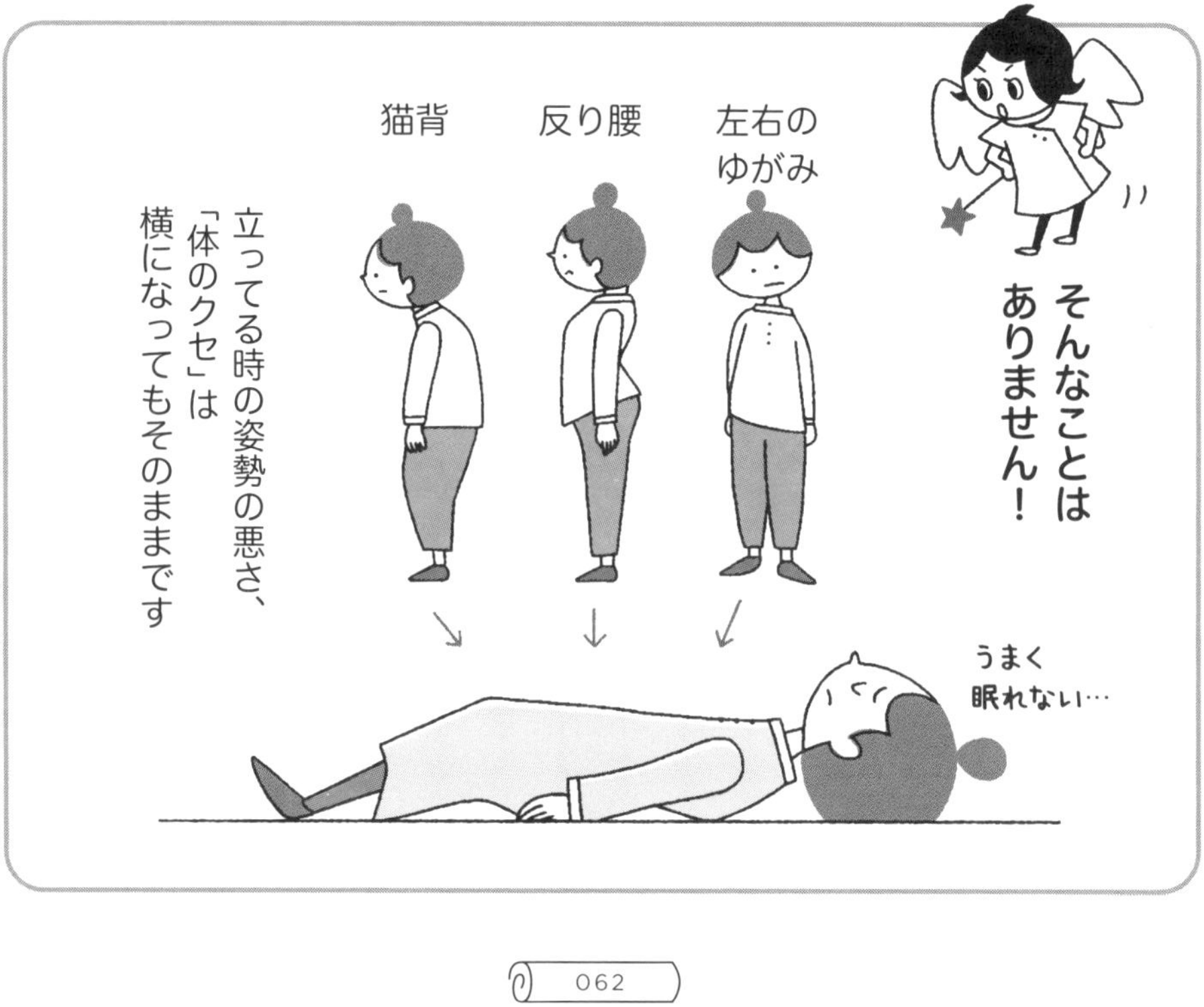
そんなことはありません!
猫背
反り腰
左右のゆがみ
立ってる時の姿勢の悪さ、「体のクセ」は横になってもそのままです
うまく眠れない…

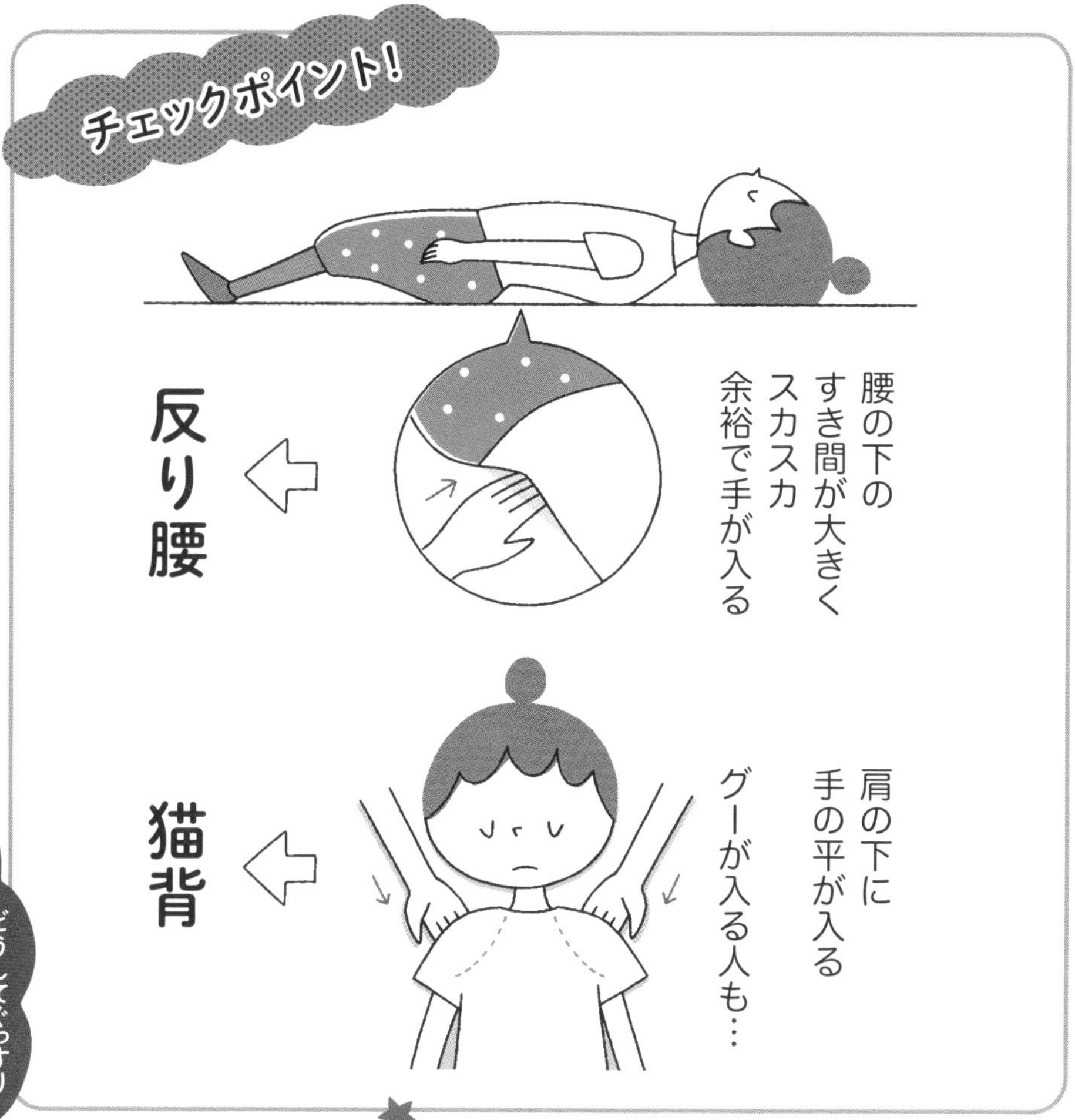
チェックポイント!
腰の下の
すき間が大きく
スカスカ
余裕で手が入る
反り腰
肩の下に
手の平が入る
グーが入る人も…
猫背

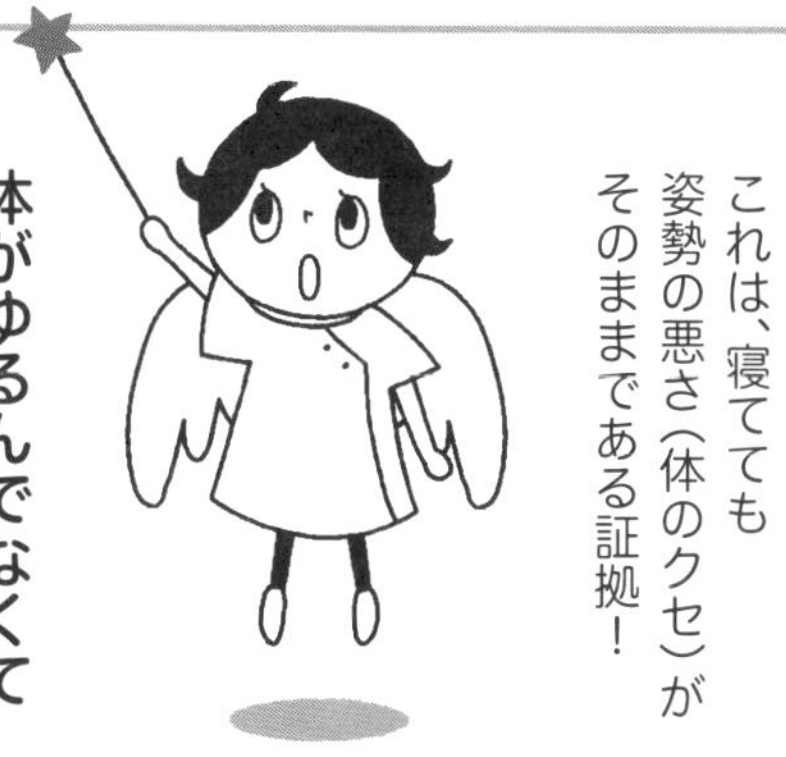
これは、寝てても
姿勢の悪さ（体のクセ）が
そのままである証拠！
体がゆるんでなくて
緊張状態のまま
ってことなの

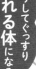

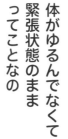

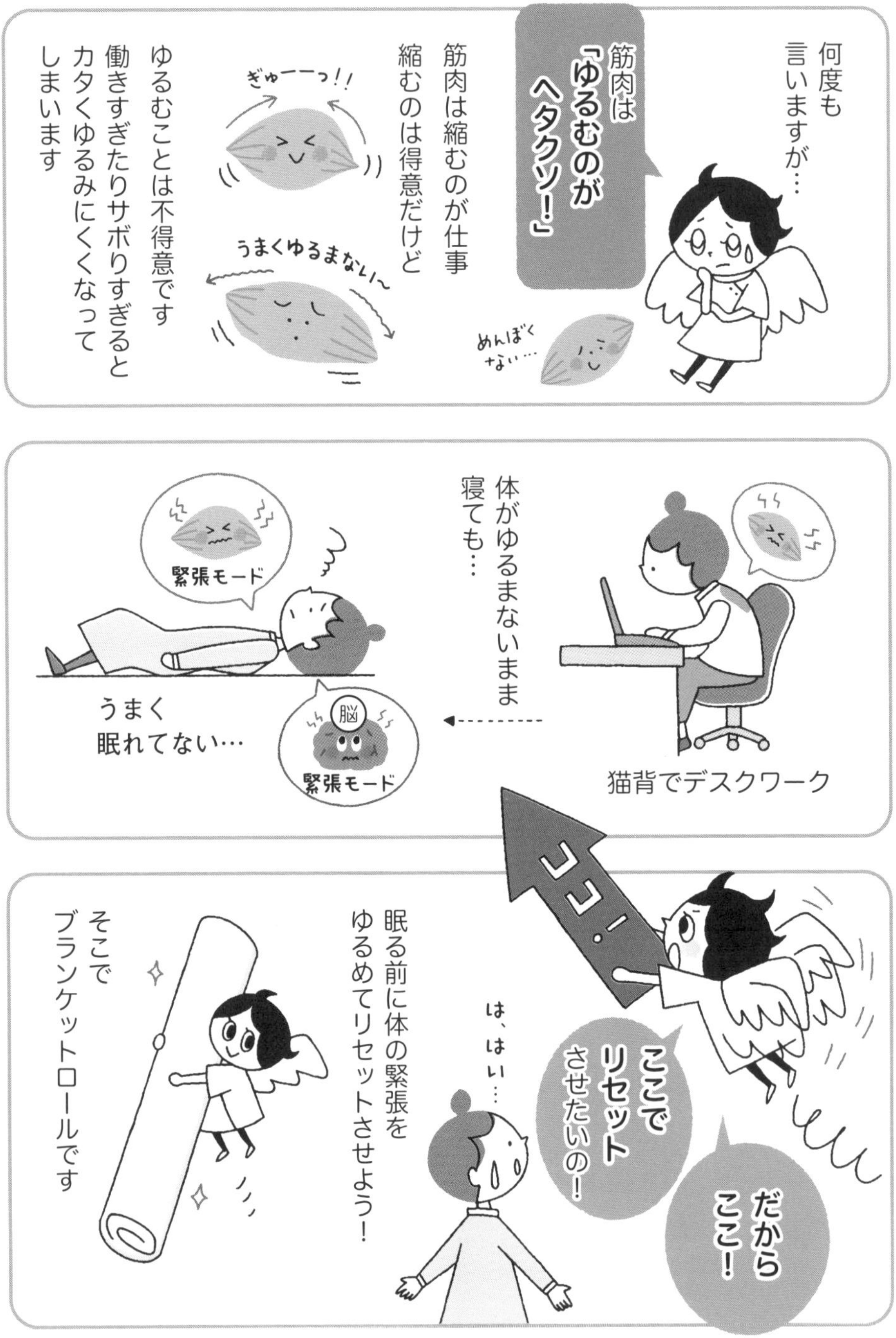

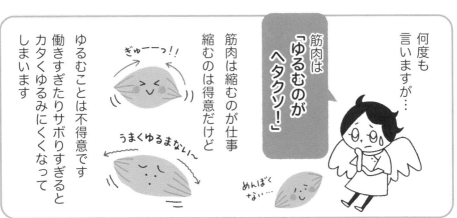

何度も言いますが…
筋肉は「ゆるむのがヘタクソ!」
めんぼくない…
筋肉は縮むのが仕事
縮むのは得意だけど
ぎゅーーっ!!
うまくゆるまない～
ゆるむことは不得意です
働きすぎたりサボりすぎると
カタくゆるみにくくなってしまいます
猫背でデスクワーク
体がゆるまないまま寝ても…
緊張モード
うまく眠れてない…
脳
緊張モード
ココ!
だからここ!
ここでリセットさせたいの!
は、はい…
眠る前に体の緊張をゆるめてリセットさせよう!
そこでブランケットロールです

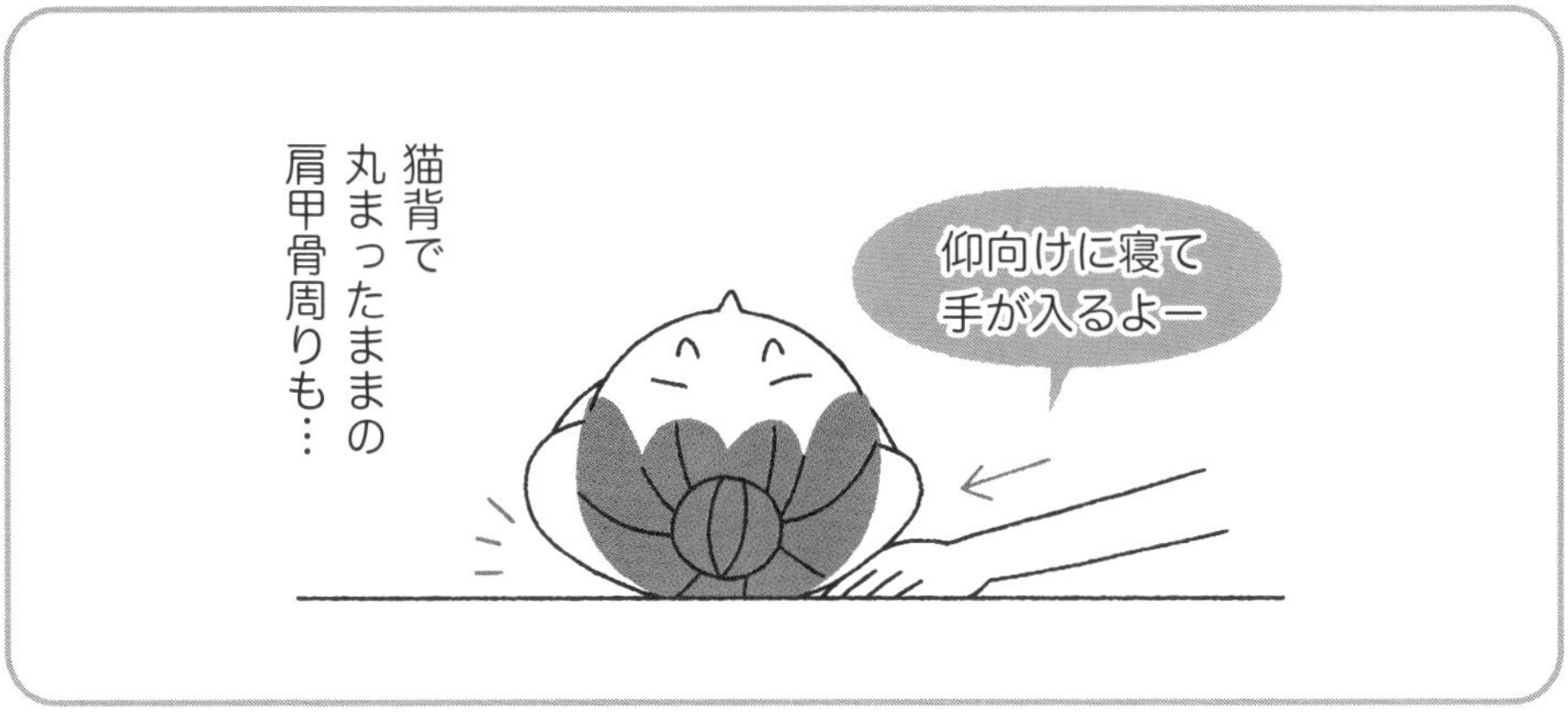
猫背で
丸まったままの
肩甲骨周りも…
仰向けに寝て
手が入るよー

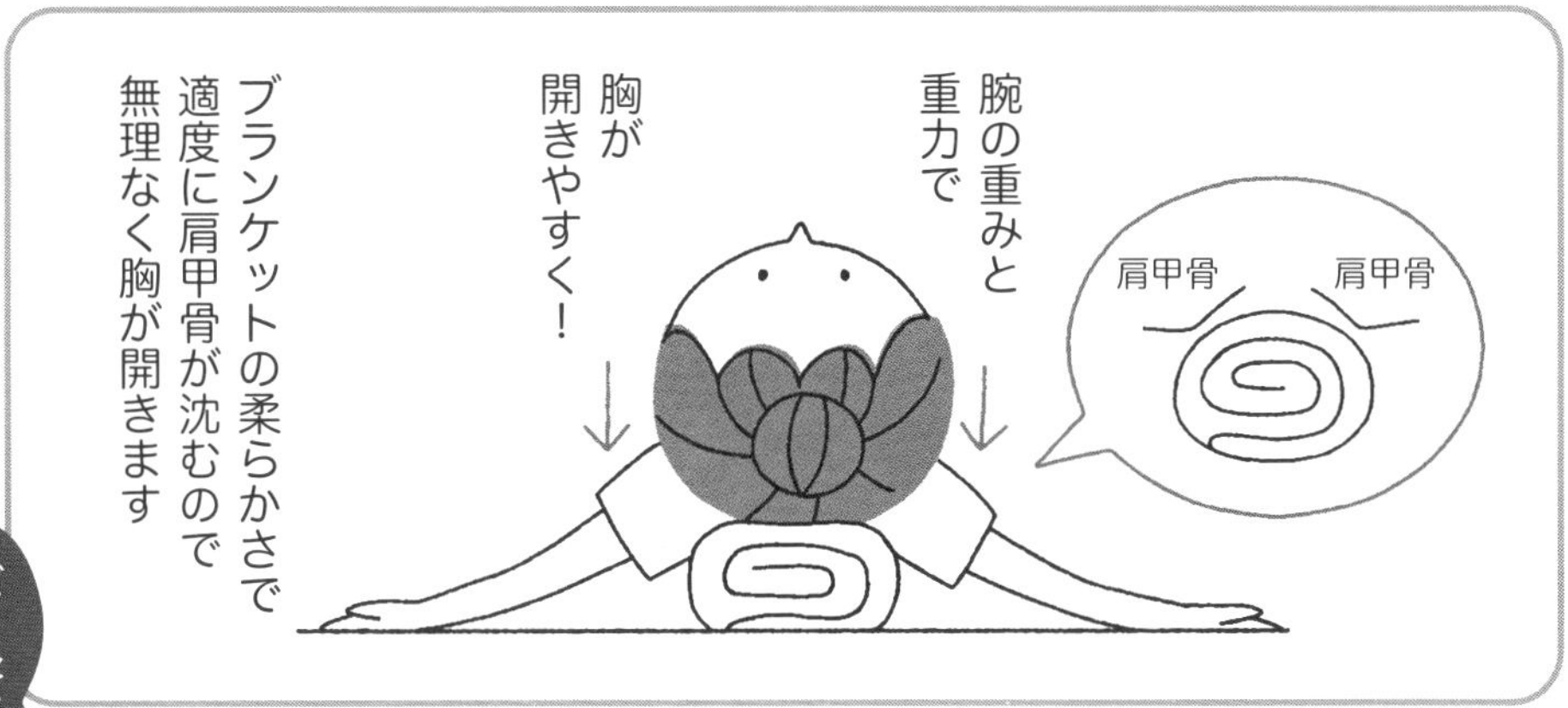
腕の重みと
重力で
胸が
開きやすく!
肩甲骨
肩甲骨
ブランケットの柔らかさで
適度に肩甲骨が沈むので
無理なく胸が開きます

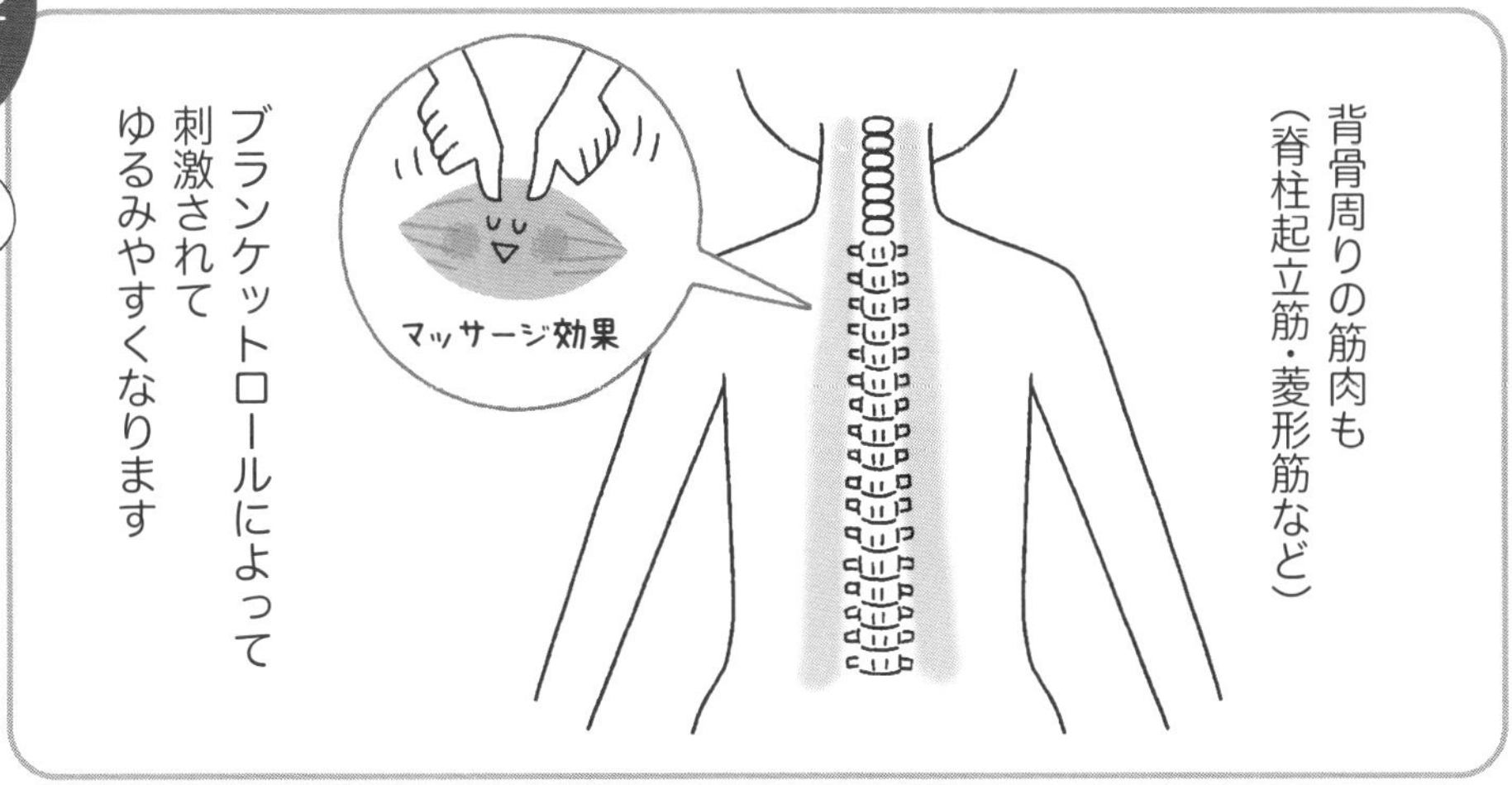
背骨周りの筋肉も
(脊柱起立筋・菱形筋など)
マッサージ効果
ブランケットロールによって
刺激されて
ゆるみやすくなります

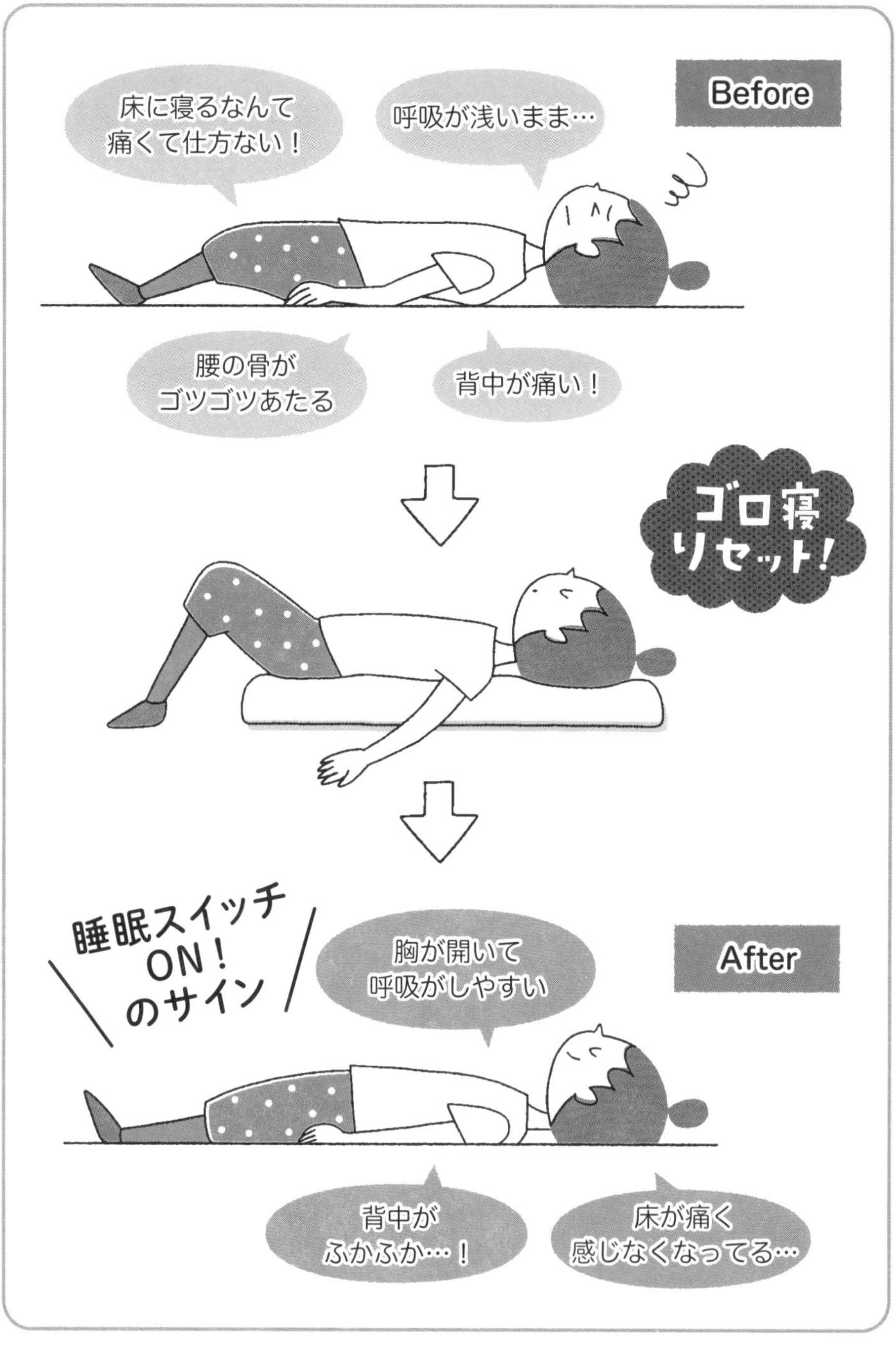
Before
床に寝るなんて
痛くて仕方ない！
呼吸が浅いまま…
腰の骨が
ゴツゴツあたる
背中が痛い！
ゴロ寝
リセット！
睡眠スイッチ
ON！
のサイン
After
胸が開いて
呼吸がしやすい
背中が
ふかふか…！
床が痛く
感じなくなってる…

これは「正しい姿勢」に
近づいたサイン

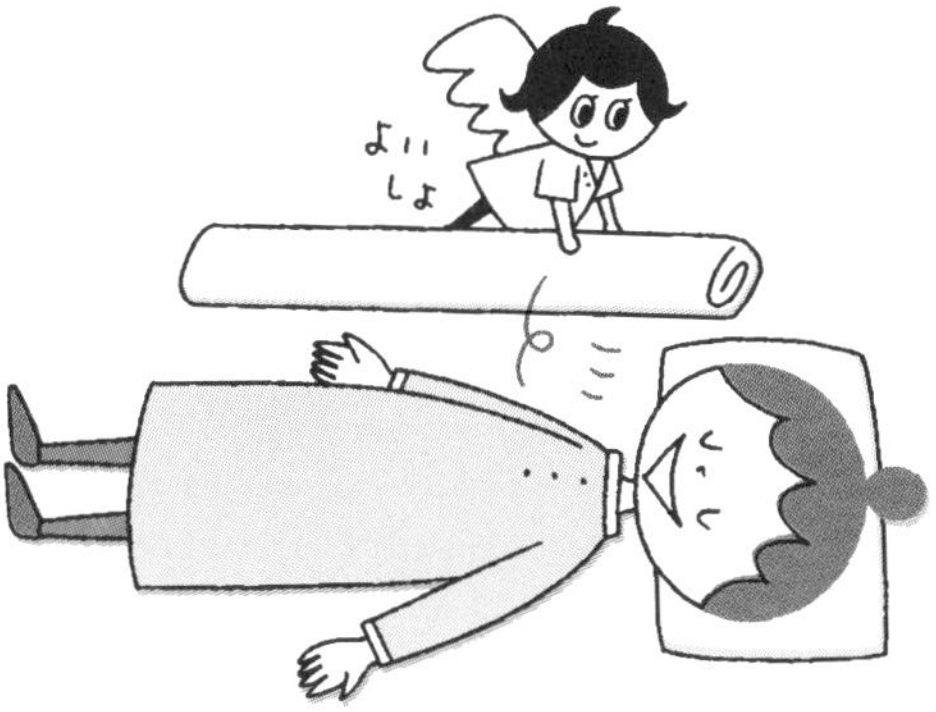
よいしょ

骨と筋肉が正しい位置に戻り
余計な力が抜けて
「ゆるんだ状態」

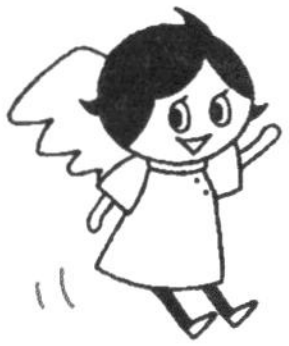

そう、お母さんのお腹の中に
いた時みたいに体がリセットされるの！

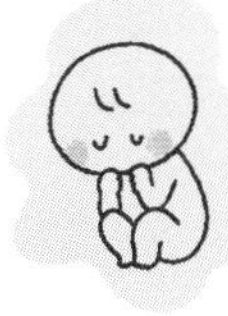

「正しい姿勢」＝「体がゆるんだ状態」なら
脳も体もリラックスモードになり
質の良い睡眠が得られます

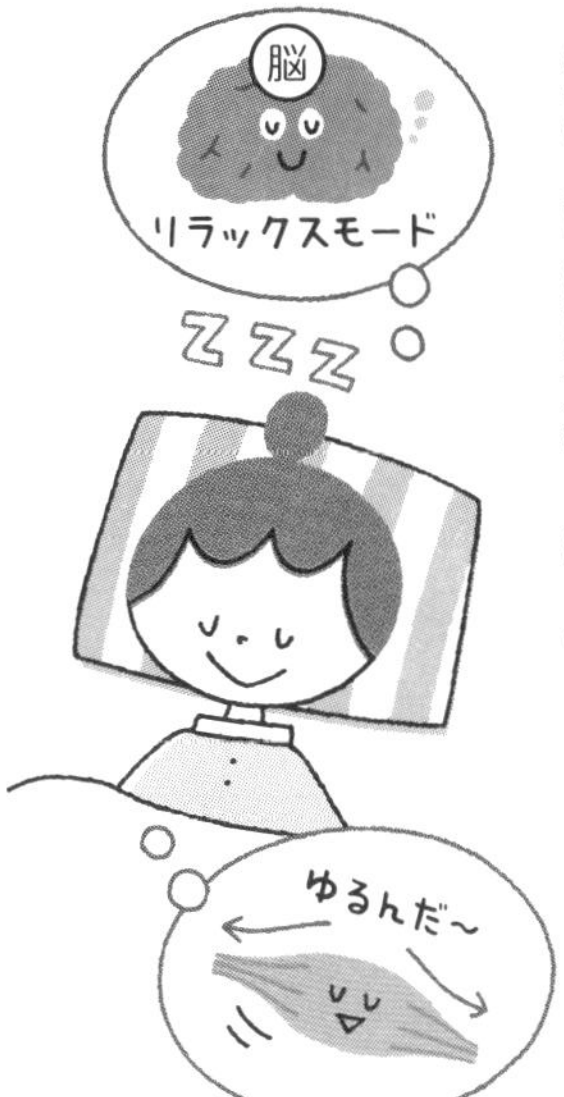
脳
リラックスモード
ZZZ
ゆるんだ〜

質の良い睡眠をとれば、疲れがとれて
日中のパフォーマンスが上がります！

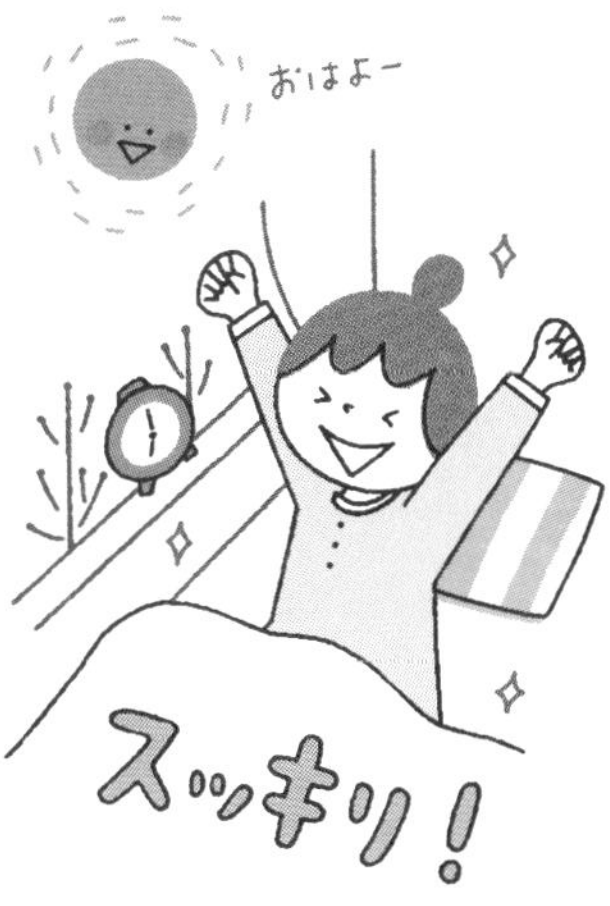
おはよー
スッキリ！

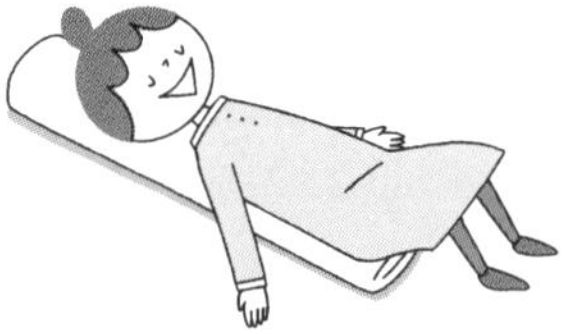

ゴロ寝
リセット!

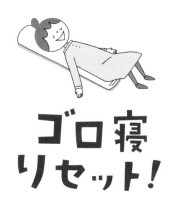

4章
睡眠の質を高めるための5つの習慣

その1　毎日同じ時間に起きること

その2　日中は活動的に過ごすこと

その3　お昼に15分間仮眠をとること

その4　夜は必ず湯船に浸かること

その5　寝返りを打ちやすい寝具を使うこと

睡眠の質を高めるための

5つの習慣

その1

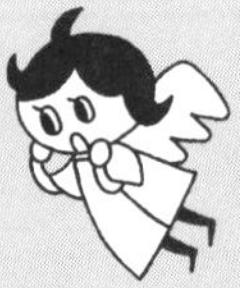

毎日同じ時間に起きること

この章では、質の良い睡眠をとるために「ゴロ寝リセット」にプラスして取り入れてほしいポイントを紹介します。

ぐっすり眠るための方法はたくさんありますが、どれも私が日頃から指導していて、手軽に行なえる5つに絞りました。これらを行なえば、睡眠の質が格段にアップするはず！　できることから生活に取り入れていき、少しずつ習慣にしてみてくださいね。

質の良い睡眠をとるために私が最初に指導していることが、「睡眠リズムを崩さない」ということです。

例えば、こんな経験はありませんか？　平日は毎朝7時に起きているのに、週末はお昼まで寝て、また月曜日には朝7時に起きる。すると、月曜日の朝がすごくダルくてつらい……。

その理由は、人が持つ「体内時計」のリズムが乱れるからです。

地球上に暮らすほぼすべての生物は、地球の自転周期に合わせて「サーカディアン・リズム（概日リズム）」と呼ばれる生体リズムを持っています。これをコントロールしているのが体内時計です。人間の場合、脳の視床下部にある「視交叉上核」という小さな神経核に、体内時計の中枢があります。

この体内時計が睡眠・覚醒、ホルモン分泌、血圧・体温調整などの生理活動を制御することによって、「日中に行動して夜間は休息する」というリズムを作り出しています。起きる時間や寝る時間が不規則になると、この体内時計のリズムが乱れ、全身の倦怠感や頭がボーッとするといった不調につながるのです。

そのために、私は朝一定の時間に起きることをおすすめしています。

もちろん、寝る時間も起きる時間も一定しているのが一番良いことです。ですが、忙しく生活していると、なかなかそれも難しいですよね。なので、せめて起きる時間を毎日同じ時刻にしてみてください。寝る時間がどんなに遅くても、起きる時間を一定にすることで、体内時計の帳尻を合わせるのです。

もちろん、睡眠リズムを崩さないことが目的なので、寝る時間のほうを一定にしても構いません。ただ、起きる時間を一定にするほうが簡単なので、私自身はこちらを採用しています。

とはいえ、どうしても朝眠い時は、思いきって「二度寝」をしてしまいましょう。一度いつも通りに起きて、顔を洗ったり、朝食をとったり、洗濯したりなど、朝のルーティーン行動を行なって一度完全に起きてから、再び眠ることをおすすめしています。1時間〜

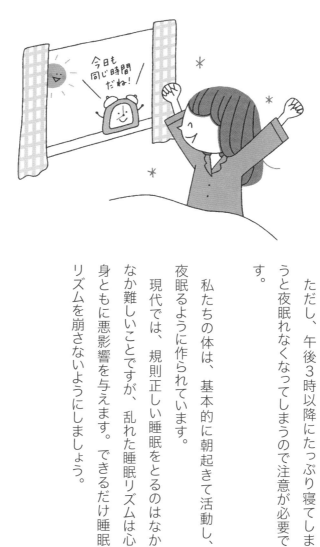

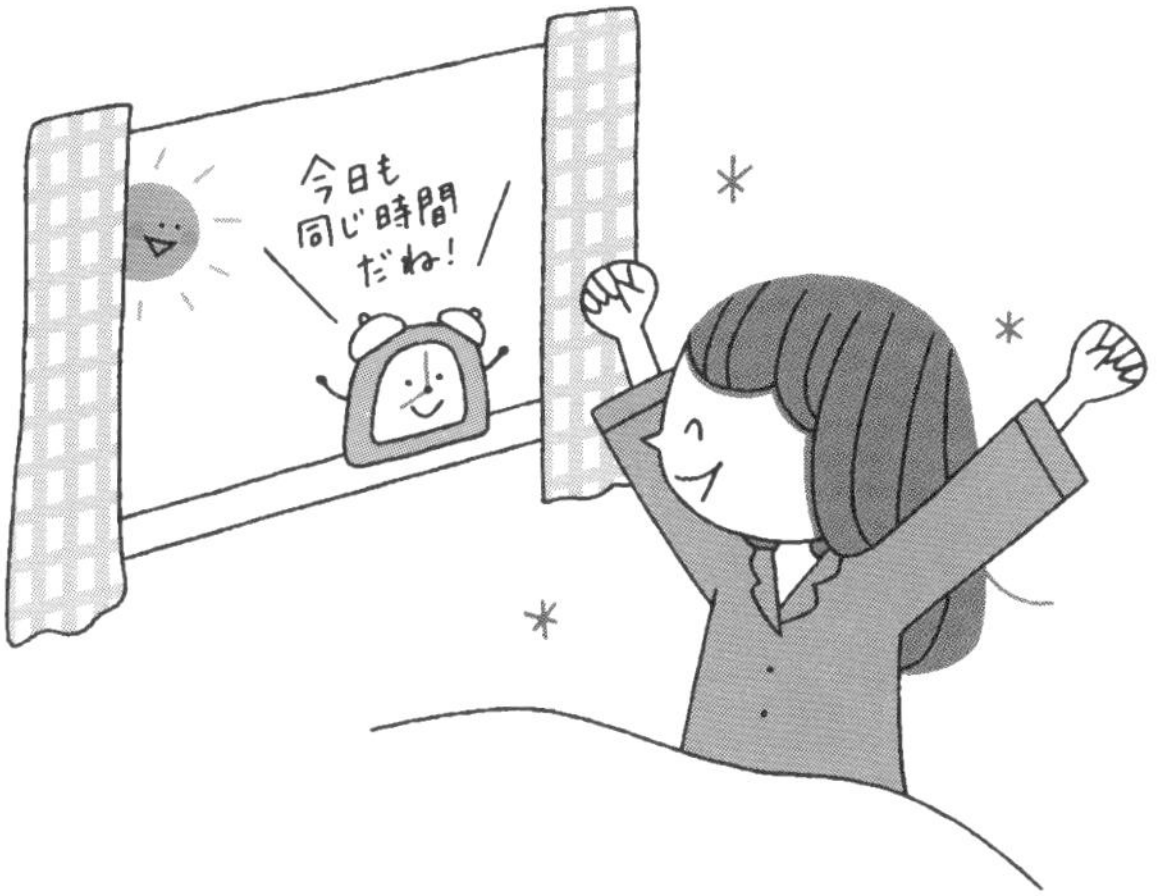

2時間程度眠ることで、体がスッキリするはずです。

ただし、午後3時以降にたっぷり寝てしまうと夜眠れなくなってしまうので注意が必要です。

私たちの体は、基本的に朝起きて活動し、夜眠るように作られています。

現代では、規則正しい睡眠をとるのはなかなか難しいことですが、乱れた睡眠リズムは心身ともに悪影響を与えます。できるだけ睡眠リズムを崩さないようにしましょう。

睡眠の質を
高めるための

5つの習慣

その2

日中は活動的に過ごすこと

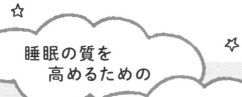

夜ぐっすり眠れるかどうかには、実は昼間の過ごし方も非常に大切になってきます。人間の体は本来、「動くこと」が基本であるようにプログラミングされています。私たちのご先祖様は、ごはんを食べるために獲物を追いかけたり、田畑を耕したり、食事を作るなど、生きるために一日中動き回っていました。当然、日中動いた体はクタクタになり、夜はぐっすり眠ることができます。

しかし、現在はどうでしょうか。人間の体は太古の昔からほとんど変わっていないのに、世の中が便利になったおかげで格段に動く機会は減りました。

仕事も座りっぱなしなど同じ姿勢で動かない仕事が増えたことで、肩コリや腰痛といった体の不調を訴える人が多くなりました。同じ姿勢を続け、あまり体を動かさないでいると、筋肉の過度の緊張や血行不良などが起き、痛みや不調の訴えへとつながっていきます。

そもそも人間の体はひとつの姿勢を長時間とることを前提にデザインされていません。同じ姿勢を長時間続けるということ自体、実は体への負担が大きい行為。体のあちこちに支障が出るのも当然のことと言えます。

現代人の生活は「ぐっすり眠ることが難しい」生活になっていると言えます。なので、日中は意識的に体を動かす生活をするように心掛けることが大切です。

積極的に体を動かしましょうと言うと、「激しい運動をしなければならない」「ジムに通おう」と考える方がいらっしゃいますが、いきなりがんばることよりも、簡単にできることを習慣にすることのほうが大事です。

続けられなければ意味がありませんからね。今の日常生活の中で活動量を増やすように意識することから始めてみてください。

例えば、駅を利用する時は**エスカレーターやエレベーターは極力使わず、階段で上り下りする。いつもならバスや電車で行く場所に、一駅分歩いてみる**など。

今の生活習慣を見直して、少しずつ動いていく。いきなり無理なことをするのではなく、毎日の習慣にしていくのがベストです。

また、私がおすすめしているのが、**散歩**です。

外出のついでや仕事の合間など、隙間時間を使って行ないやすいことに加え、日光を浴びることができるというのが散歩の大きなメリット。

日光を15分以上たっぷり浴びるとセロトニンが盛んに分泌されます。このセロトニンは精神を安定させ、ストレスを軽減する働きがあります。また、太陽の光を浴びることで、体内でビタミンDが生成されます。ビタミンDは骨粗鬆症やうつなどの予防にも良いと

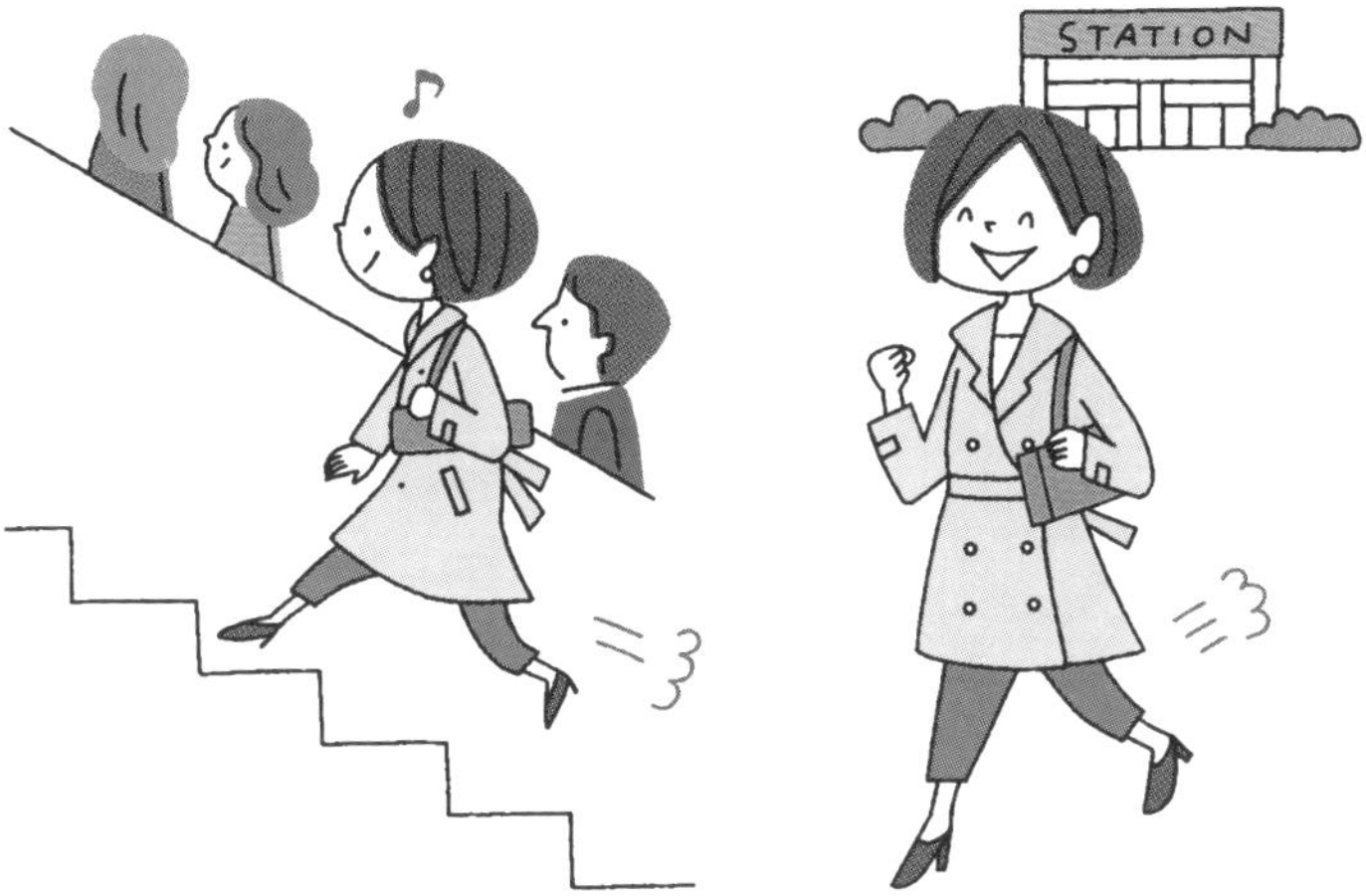

言われています。

散歩にはこのように体に良い効果があるので、ぜひ生活の合間に行なってみてくださいね。知らなかった景色に偶然出会えたり、視野や考え方にゆとりができるという嬉しいメリットもありますよ。

日中、活動的に過ごすことは、夜ぐっすり寝るためだけでなく、多くのメリットがあります。できることから取り入れて、体を動かす習慣を身につけましょう。

睡眠の質を
高めるための
5つの習慣
その3

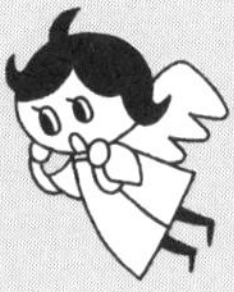

お昼に15分間
仮眠をとること

昼食の後、眠気に襲われて頭がぼんやりする。午後に入ってから仕事の能率がいまいち上がらない……。そういう時は昼の休憩の合間に、「15～20分の仮眠」をとりましょう。

健康で長生きしているおじいちゃんやおばあちゃんの暮らしを見てみると、午前中は家事や畑仕事などで活動的に動いて、お昼ごはんを食べた後はお昼寝をして、また午後から精力的に動いて、夜は早めに眠りにつきますよね。実に健康的な暮らしです。しかし、大多数の社会人にとっては、これを真似することは難しいのが現実だと思います。


人間の脳は、休むことなく働いています。思考力が落ちて考えがまとまらない、注意力が散漫になって動作や反応が鈍くなるといった変化は、脳の疲労のサインです。

脳の疲れは眠ることでしか回復できません。

起床後、時間が経過するにつれて、脳内には少しずつ睡眠物質（脳内で生成され、自然な眠気を誘発する物質）がたまっていきます。睡眠物質の蓄積がピークに達すると、大脳を休ませるため体は眠くなるのです。

そのため、睡眠物質がある程度たまってきたお昼過ぎのタイミングで、短い仮眠＝昼寝をするのは、実に理にかなっているのです。

効果的に仮眠をとるには、15～20分程度をおすすめしています。30分以上仮眠をとると、脳や体が覚醒しにくい深い眠りに入ってしまい、すっきり目覚められないだけでなく、夜の睡眠にも悪影響を及ぼすので、逆効果になってしまいます。

以前、仮眠をとれるスペースのある会社を拝見したことがあります。多くの会社がこのようなスペースを導入すれば、働く人が最高のパフォーマンスを発揮することができるのにと思いました。

もし可能であれば、仮眠の前にゴロ寝リセットの基本ポーズ（p20参照）を5分程度実施してみてください。カタく緊張した体がリセットしてゆるむことで、より効率的に休むことができます。仮眠によってミスや疲労を防いでくださいね。

また眠くなくても、目をつぶってしばらく休憩することは、一種のプチ瞑想になります。生活する中で視覚から入る情報はとても大きいので、目からの情報を遮断するだけで脳を大幅に休ませることができるのです。格段に頭がスッキリしますよ。

さらに、人間は夜中の午前2～4時頃、お昼の午後2～4時頃に眠気のピークが訪れるように体内時計が設定されています。つまり、昼下がりに眠気が訪れるのは、いわば自然の理。

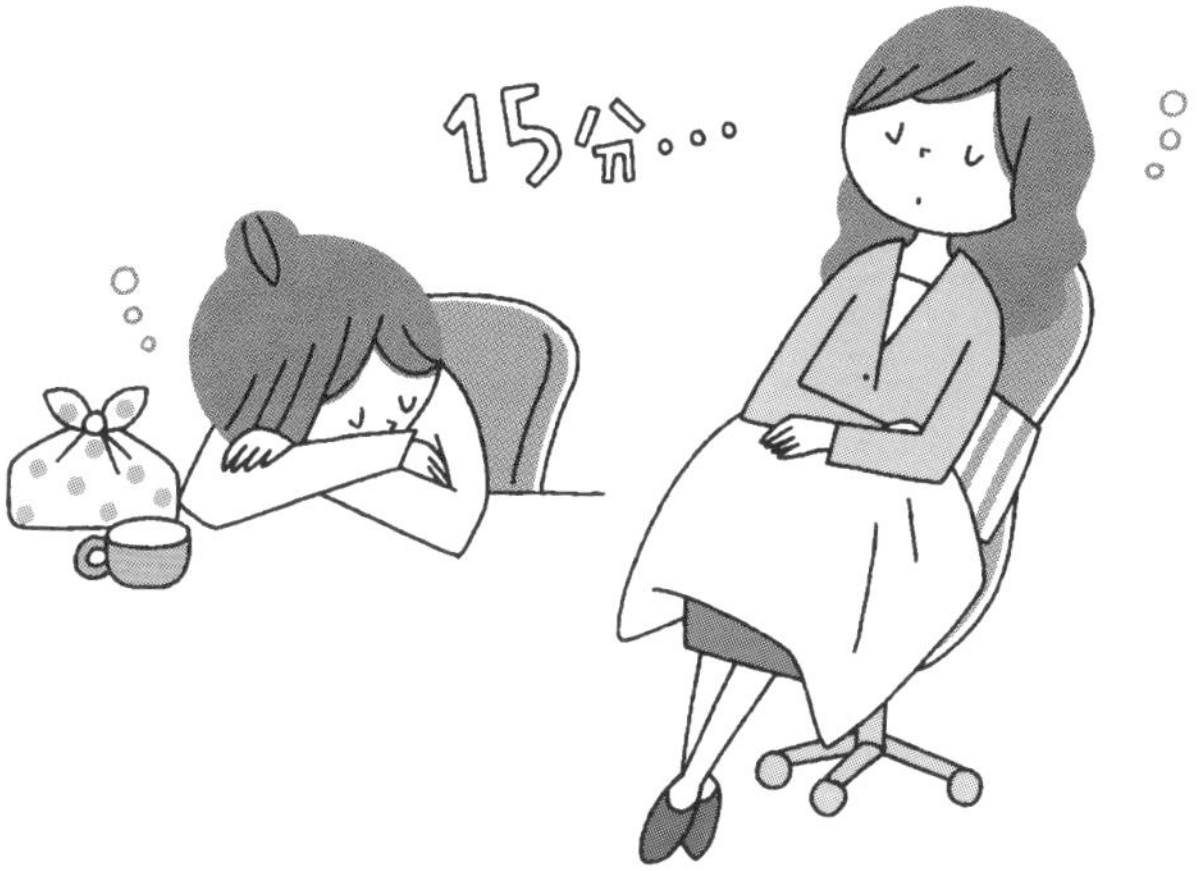

そのまま仕事を続けても、効率や成果は落ちる一方です。昼間に一時的に睡眠をとり、眠気を解消することは、生理学的にも理にかなっているのです。

ただし、仮眠をとるのは午後3時までに済ませること。午後3時以降に行なうと、夜の睡眠に影響を及ぼしてしまいます。

お昼の休憩時間を上手に使って、午後からのパフォーマンスを上げていきましょう。

睡眠の質を高めるための

5つの習慣

その4

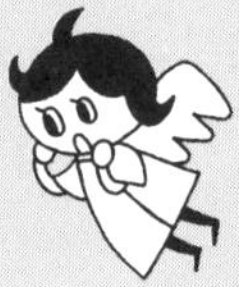

夜は必ず湯船に浸かること

日本には昔から、湯船に浸かる入浴文化があります。お湯に浸かる入浴には、多くの健康効果があることがわかっています。体を芯から温める温熱効果と、水圧による全身のマッサージ効果、水の中で重力の影響が軽減される浮力の効果などがそうです。

お湯に浸かって全身が温まると、血管が拡張して全身の血流が良くなります。血流が良くなると、体の末端の隅々にまで酸素と栄養素が運ばれます。体にたまった老廃物も速やかに回収されるので、疲労回復につながります。

また、下半身に水圧がかかることで、脚にたまった血液を効率よく心臓へ戻すことができて、脚のむくみ解消にも効果が期待できます。

加えて、お風呂に浸かると、浮力が働いて体重は陸上の約9分の1程度になります。私たちは常に、地球上の重力と闘いながら生きていますが、**お風呂の中では、普段は重力に抗って体を支えている筋肉や関節が緊張から解放されます。**

体が軽くなることで日中の緊張から解放され、心身ともにリラックスすることができます。湯船に浸かる入浴は、体をゆるめる最高の方法なのです。

また、夜にゆっくりお風呂に浸かり、体を芯から温めて体温を上げることは、スムーズに眠りにつくためにも大いに役立ちます。

睡眠にはいくつかのリズムがありますが、その中のひとつに「体温が下がると眠くなるリズム」というものがあります。

体温には、体の表面の体温である「皮膚温」と、脳や内臓など体の内部の温度である「深部体温」があり、睡眠と深い関わりを持つのが「深部体温」です。

日中の活動時には活発に動けるように深部体温は高くなり、夜は脳と体の休息のために深部体温は低くなるというリズムがあります。この深部体温の落差が大きいほど眠りにつきやすく、深く眠りやすくなるという性質があるのです。

そこでおすすめしたいのが、**就寝の1〜2時間前に湯船に浸かる**方法です。

深部体温は下がるまでに1〜2時間かかります。寝る前にお風呂にゆっくり浸かって体を芯まで温めることで、まずは深部体温を上げておきます。お風呂からあがるとゆるやかに深部体温が下がりはじめるので、布団に入る頃には深部体温が下がり、スムーズな入眠と深い眠りを手に入れることができます。

なお、**お湯の温度は38〜40℃のぬるめのお湯がベスト**。お湯の温度が高いと体を活動モードに導く交感神経が刺激され、心身の緊張が高まってしまうので、就寝前には不向きです。

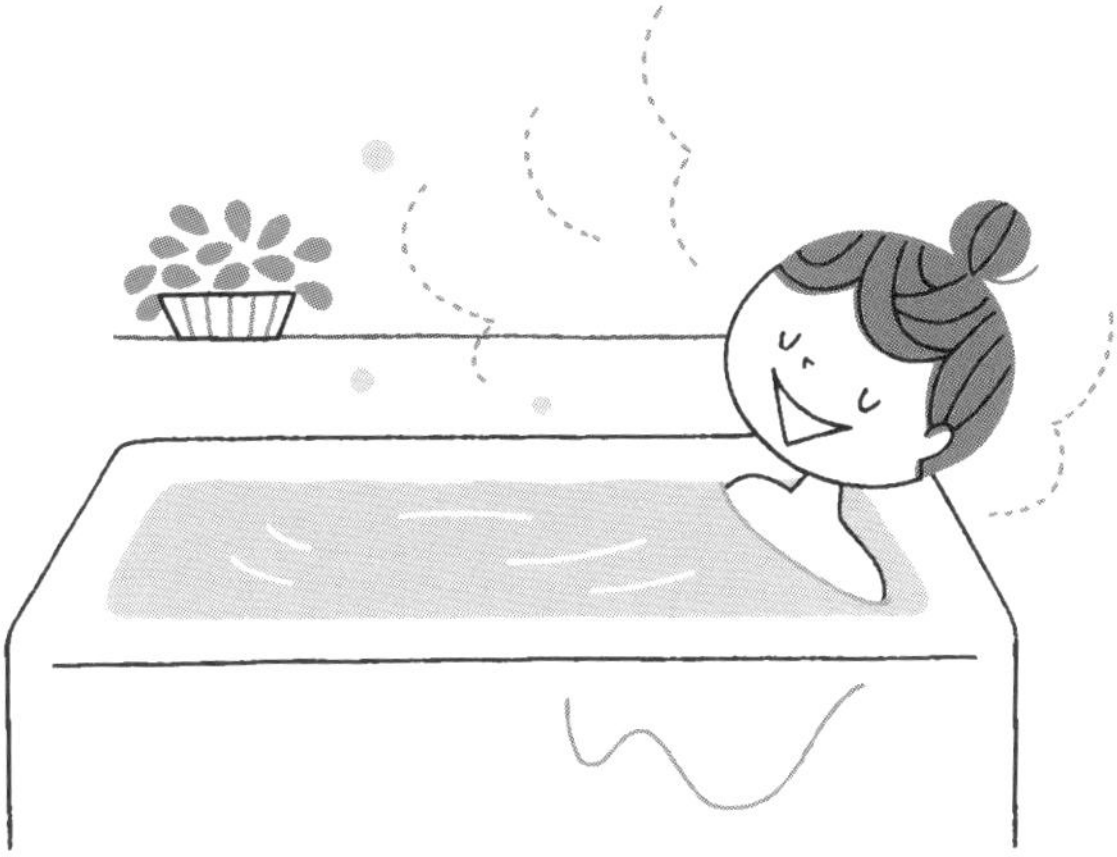

それを逆手にとり、朝は40℃以上の熱めのシャワーを浴びると、体がシャキッとして脳が目覚めるので豆知識として覚えておくと良いでしょう。

睡眠の質を上げ、体と心をゆるめてくれる夜の入浴は、交感神経が優位になりがちな現代人にこそ取り入れてほしい習慣。毎日10分でも5分でもいいので湯船に浸かってみてください。

1日がんばった自分をいたわる時間を設けて、質の良い睡眠につなげてくださいね。

睡眠の質を
高めるための

5つの習慣

その5

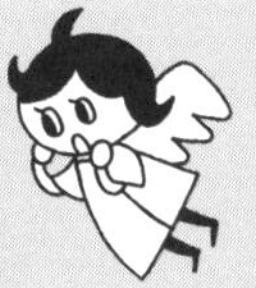

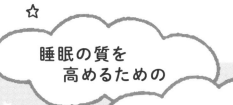

寝返りを打ちやすい寝具を使うこと

どんな寝具を選べばよいの？　と悩んでいる方もいらっしゃるでしょう。しかし、私は寝具に極端にこだわる必要はないと考えています。なぜなら、本書で紹介している「ゴロ寝リセット」を寝る前に実施すると体の緊張がゆるんで理想的な寝姿勢をとりやすくなるからです。

私が寝具で重視しているのは、ずばり**寝返りが打ちやすいもの**。

個人差や季節による変動はありますが、健康な成人は一晩に平均20回以上もの寝返りを打つと言われます。人間の体は動くようにできており、同じ姿勢のまま長時間じっとしていると体に無理や負担がかかります。それは寝ている時も同じです。

ずっと同じ姿勢で寝ていると、下になった体の部分が圧迫されて血液やリンパ液などの流れが滞り、圧迫された部分に痛みやしびれが生じますが、寝返りを打つことで血液や体液の循環を促し、体の負担を軽減する効果があります。

また、体と寝具がずっと同じ面で接触していると、そこに熱や湿気がこもって皮膚温が上がり、睡眠を浅くしてしまいます。寝返りを打つことで、寝床にこもった熱や湿気が出ていき、寝床内の温度や湿度を快適に保つことができます。

寝返りにはこうした重要な意味があるので、寝返りが打ちやすいことが重要になります。

特にベッドはマットレスによって寝心地が大きく違うので、店頭で実際に寝返りをしてみて、スムーズに寝返りが打てるものを選ぶと良いでしょう。寝返りの打ちやすさを考えると、掛け布団は羽毛布団など軽くて暖かいものが理想的です。

現代の日本人にはベッド派の人が多くなっていますが、私は**畳に布団を敷いて寝る和式の生活をおすすめしています**。

布団から起き上がるのと、ベッドから起き上がるのでは、断然ベッドから起き上がるほうが動作は楽です。膝や腰を痛めている人には必ずベッドを使用することをおすすめしますが、そうでない人には、できるだけ生活の中で動くためにも布団からの起き上がりをおすすめします。狭い日本の住宅事情を考えるとたためて移動できるという点も魅力的だと思います。

また綿は吸湿性、放湿性、通気性に優れており、湿度の高い日本では理想的な素材でもあります。

そして、へたって固くなってしまった布団は、綿をほぐして中の綿を洗い、新しい綿を

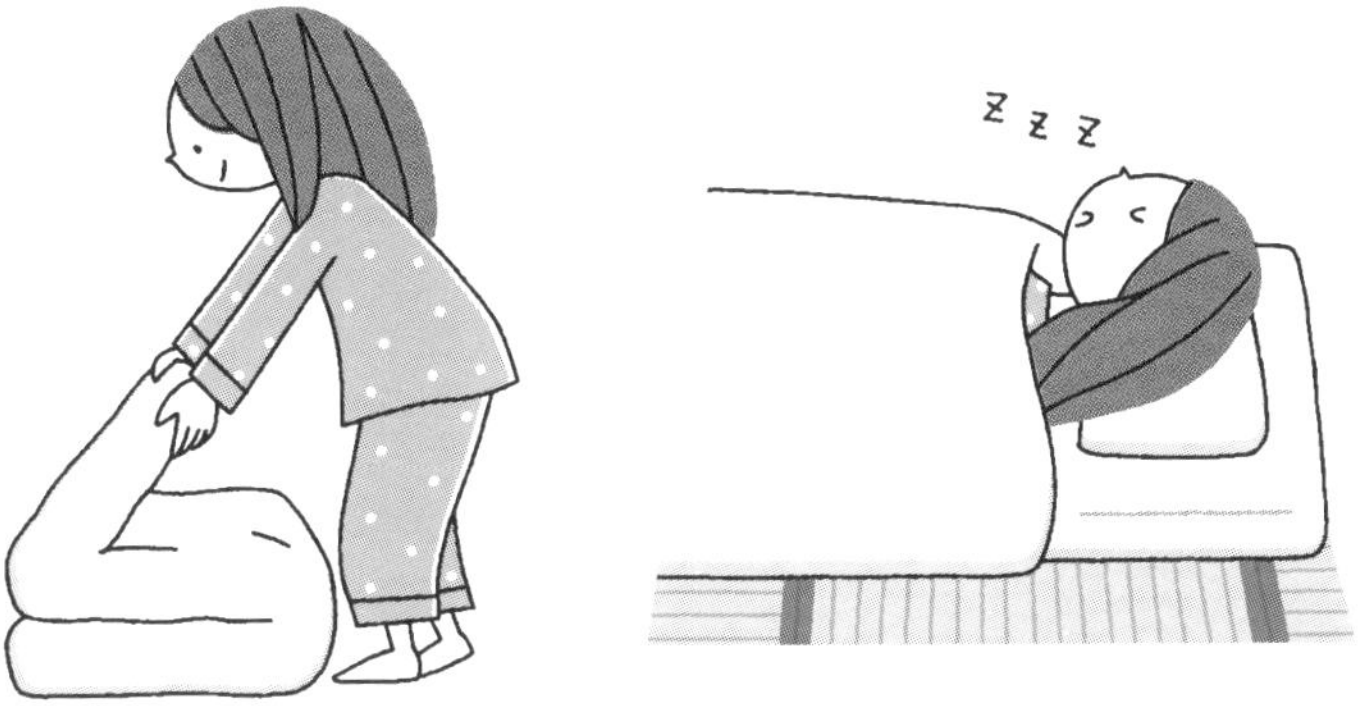

足す「打ち直し」ができます。打ち直しをすれば新品同様によみがえり、エコで経済的です。

職人さんによっては使う人の癖を見て固さや厚みを調節してくれますので、寝返りがとてもしやすくなります。

海外では日本の布団文化は素晴らしいと評価されており、ヨガで知り合ったスウェーデンの理学療法士も「日本人は何でこんなに良いものがあるのにベッドを使うんだ！」と言っていたくらいです。

また、ベッドから落ちる心配もないので、思う存分寝返りが打てる点も非常に良いと思います。日本の布団をぜひ活用してみてくださいね。

おわりに

本書を最後までお読みいただきありがとうございます。

この本を通じて、私が伝えたいメッセージは、「自分次第で体は変わり、より良い状態に整えていくことは誰にでもできる」ということです。

体を変化させた後は、どんどん未来に向かって挑戦してほしいと思っています。

もしかしたら、病院に行くほどではないけれど、なんとなく不調を感じていて、仕事にも遊びにも今ひとつ充実感を得られない……と感じている人もいるかもしれません。

そんな人も、まずは1日5分でいいので、ゴロ寝リセットの「基本ポーズ」だけを実践してみてください。心と体がほっとする、少しでも楽になっていることを実感できると思います。

もしくは、自分の体はこんなに緊張して縮こまっていたのかということを感じられるかもしれません。それでもいいんです。まずは自分の体の状態を感じてみる。それだけでも、自分の心と体に向き合うことになります。それを続けることで、心と体は良い方向へと向かっていきます。

継続することができるポイントは、決して「がんばろう」としないこと。

「100点満点中20点を目指す!」これは私が実際に指導する時に、患者さんにお伝えしている考え方です。そのほうが自然と続けやすくなります。

完璧を目指すのではなく、継続して取り組めることを優先する。それが、心と体を変えるために大切なことではないかなと考えています。

私が関わらせていただいた皆さまからは、「体が軽く動くようになった。疲れにくいので仕事がより楽しくなった」「前向きになり生活が充実するようになった」「よく眠れるようになり笑顔が増えた」など嬉しいお声をいただいています。

皆さま、自分の体と向き合い、自分でメソッドを実行したことで前向きな未来を手にしました。私はただ方法をお伝えしただけです。

誰も特別だったわけではありません。どちらかと言うと、痛みや不調が激しくなり、どうしようもなくなって、私と出会った人たちです。だから、この本を手に取ったあなたにもできないわけがありません。

実際に気持ちよさを体験し、体が楽になることが実感できるようになる頃には、「眠れない」「なんとなく不調」からいつの間にか解放されていることでしょう。

本書を制作した全員が、このメソッドを実践したあなたに、自分の体と向き合うことの面白さや、自分で自分の体をメンテナンスすることの大切さを、ぜひ知っていただきたいと思っています。

そして、寝る前の楽しみが増えて、朝起きるのが楽しみになり、いつもの日常をいつも以上に楽しく変化させていってほしいと思っています。

あなたなら大丈夫。きっとできます。

この本が、あなたに「最高の眠り」をもたらすとともに、自分が主役の人生づくりに取り組むきっかけとなることを願っています。

矢間あや

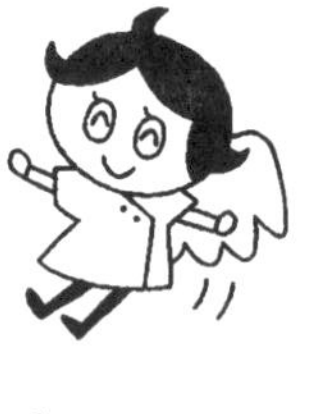

ゴロ寝
リセット!

矢間あや

Yazama Aya

理学療法士、ボディーコンサルタント、未来コンディション代表。
茨城県生まれ。妊娠をきっかけに動く楽しさを知り、
マタニティービクスを経てヨガに傾倒。
動きには正しい動き方や動かし方があることを知り、
また哲学・思想を学びメンタルの大切さも学ぶ。
医療現場で見たものは、多くのビジネスパーソンが
病気になるという悲しい現実だった。
日常生活の些細な習慣が大きな病気につながることを伝え、
その改善と自分で自分の体を
メンテナンスする方法の指導・普及に努めている。
眠りで人生を変えるプロジェクト「ねむりの学校」主催。
著書に『体をゆるめて最高の睡眠を手に入れる』(エクスナレッジ刊)。
HP　http://yazama-aya.com

参考文献

『基礎運動学 第6版』
中村隆一・齋藤宏・長崎治 著／医歯薬出版(2003年)

『肉単 ―語源から覚える解剖学英単語集―』
河合良訓 監修 原島広至 著(本文・イラスト)／エヌ・ティー・エス(2004年)

『標準理学療法学・作業療法学専門基礎分野 解剖学 第2版』
奈良勲・鎌倉矩子 シリーズ監修 野村嶬 編／医学書院(2004年)

『リハビリテーション医学講座第2巻 人間発達学』
上田礼子 著／医歯薬出版(1972年)

『人体の構造と機能　第2版』
原田玲子・内田さえ・鈴木敦子・佐藤優子 著　佐藤昭夫・佐伯由香 編／医歯薬出版(2003年)

ぐっすり眠れる体に生まれ変わる
ゴロ寝リセット!

2020年3月10日　第1刷発行

著者　矢間あや

イラスト　Igloo *dining*（イグルーダイニング）

発行者　土井尚道

発行所　株式会社 飛鳥新社
〒101-0003
東京都千代田区一ツ橋2-4-3 光文恒産ビル
03-3263-7770（営業）
03-3263-7773（編集）
http://www.asukashinsha.co.jp

デザイン　あんバターオフィス

執筆協力　大西マリコ

印刷・製本　中央精版印刷株式会社

ISBN 978-4-86410-750-1

編集担当　深川奈々